田吉顺——— 著

产科男医生手记

一场关于现代医疗
和医患关系的内心告白

ZHEJIANG UNIVERSITY PRESS
浙江大学出版社

图书在版编目（CIP）数据

产科男医生手记：一场关于现代医疗和医患关系的内心告白 / 田吉顺 著 . —杭州：浙江大学出版社，2019.1

ISBN 978-7-308-18729-9

Ⅰ . ① 产… Ⅱ . ① 田… Ⅲ . ① 妇产科－人间关系 Ⅳ . ①R197.322

中国版本图书馆 CIP 数据核字（2018）第 250572 号

产科男医生手记：一场关于现代医疗和医患关系的内心告白
田吉顺 著

策划编辑	顾 翔
责任编辑	张一弛
文字编辑	於国娟
责任校对	高士吟
封面设计	卓義云天
出版发行	浙江大学出版社
	（杭州市天目山路 148 号 邮政编码 310007）
	（网址：http://www.zjupress.com）
排　　版	杭州中大图文设计有限公司
印　　刷	浙江新华数码印务有限公司
开　　本	880mm×1230mm 1/32
印　　张	7
字　　数	132 千
版 印 次	2019 年 1 月第 1 版　2019 年 1 月第 1 次印刷
书　　号	ISBN 978-7-308-18729-9
定　　价	45.00 元

春节是中国人最重要的节日，为了过这个节，就算身体有点儿不舒服，很多人也会选择熬着，等过完年再去医院看。所以，在医院里工作的人都知道，每年的春节前后，都是相对空闲的时间。当然，也有例外。有两个科室过年的时候还是一如既往的紧张与繁忙——急诊科和产科。因为去那两个科室的病人，真的实在是熬不住了。

十几年前有部热播美剧，叫作《急诊室的故事》，情节紧张刺激，剧中的医生都可谓潇洒迷人、炫酷有型。据说在这部剧的感召下，相当一部分中学生后来选择了医学。只可惜现实生活不是电视剧，等到真正学医才听说那句选科"箴言"："金眼科，银外科，累死累活妇产科，打死不去急诊科！"

把这"打死都不去"的科室拍得那么热血，太脱离现实了吧！

之所以很多人不愿意去急诊科，就是因为那是绝对的"三高"科室：高强度，高风险，高压力！在这种地方工作，真不是一般人可以承受得了的。

就好像去沙漠旅行时，你在导游的带领下，骑着骆驼、围着围巾、挂着水壶遛了几天，感觉沙漠风光无限，自己的人生体验和经历也丰富了许多，不禁心生各种人生感怀，而且暗下决心：过几年还要再来一次！

这种感受是非常正常的，旅游嘛，玩儿完了回去该干吗干吗。但是，如果有人告诉你：朋友，既然你对沙漠如此有感情，这辈子就待在这儿吧！你会不会惊得从骆驼背上掉下来？因为你肯定清楚，如果让你在沙漠住一辈子，你恐怕就没有闲情去感怀人生了，你的首要任务应该是——生存！

急诊科就是这么一个去处，你会在那里见识形形色色、各种各样的人，如果你只是作为旁观者参观，可能会生发出各种各样的人生感悟；但是如果你在那儿工作，恐怕就没那闲工夫了。

当然了，咱这本书不是讲急诊科的，而是讲产房里的故事。

前边说了，从过年时的"热闹"程度来看，产房是医院里绝不亚于急诊科的一个去处。这是因为人类的分娩过程伴随有太多的不确定因素。分娩虽然看上去只是女性生殖系统参与的一项生理活动，但实际上它可能把身体的各个系统都牵涉进来；不仅如此，无论是分娩的启动，还是各个产程的进展，都充满了各种"不期而遇"——以上种种，都像极了急诊科里的情况。

在这么"热闹"的一个地方，怎么会没有故事呢？

从2014年下半年开始，我做了一年的产科住院总医师。产科住院总医师就是长期蹲点产房，负责处理产房里突发事件的医生。所以，我因缘得见了产房里发生的各种事情，同时也和在产房里一起并肩战斗的助产士们结下了深厚的友谊。

我的上一本书出版之后，有非常多的读者反映说喜欢看里面的故事。所以，在接下来的时间里，我就专门给大家讲一讲产房里的故事，也让大家更全方位地了解产房中医生、助产士、产妇和家属们各自的生态。

当然，这些故事不仅仅是我这一年中所经历的，也包括从医这些年我的所见所闻。更重要的是，这些产房里的故事不是小说，全部都是真实的病例。

其实，生活不是只有"君子"和"小人"、"好人"和"坏人"，我们都是一个个普通人，当然说不上什么大忠大善，更无关什么大奸大恶，我们只是普普通通的你、我、他。但是，在这本《产科男医生手记》里，你仍然可以看到各种纠结、矛盾和冲突，因为我们还有一个共同的敌人——疾病。它就像是上帝特意创造出来考验人性的工具。在面对这一人类共同的敌人时，不同的人有不同的表现；这个敌人既让我们看到人性的伟大、坚强与温暖，又映衬出那些无法回避的渺小、软弱和冷酷。现实中在产房上演的一幕幕场景，让你经历之后再回味起来，都感到唏嘘不已。

其实人们都热衷于编故事。不过，在这本书中，我要克制自己编故事的冲动，严格要求自己不能为增加悬念和冲突而添油加醋。所以，本书中除了姓名是假的，所有病例都是现实中真实发生过的。

首先，我写这本书，是为了科普一些与孕产相关的医学知识，既然是科普，那么真实性当然非常重要了。其次，要编小说是需要丰富的想象力的，而这些真实的病例已经足够精彩了，现实总是可以超越我的想象，根本用不着我再去编造什么，只需要如实记录就够了。

　　讲述真实的病例，恐怕不比编故事容易多少，毕竟，现实生活远比想象震撼得多，我的想象力怎么能敌得过生活本身呢？希望我能够以这本书，向大家展现一个真实的世界。

第二章 冲在最前线的人 ··· 057

从霍主任发出红色预警的指令，到把患者送进手术室、完成麻醉、划刀开进腹腔，一共用了不到 11 分钟，600 多秒。抢救从下午一直持续到晚上，患者不得不接受了子宫切除手术。但是最终，我们抢救回了患者的生命。

第三章 医生也是普通人，医生也要生孩子 ··· 089

没过多长时间，春嫂竟然有了轻微的便意。急诊室的同事们当然不敢怠慢，迅速把春嫂扶到产床上，做了阴道检查。那一次，春嫂解了她人生中最高规格的一次大便：由专业妇产科医生全程护送，120 救护车紧急转运到急诊室，医务人员严阵以待、充分检查之后的一次大便！

下篇：他负责拯救，我当以生命相托

"你的骨盆中间一段相对胎头来说可能比较窄，所以你刚开始临产的时候还可以有进展，但是往后发展，你宝宝的脑袋就有可能卡在骨盆比较窄的位置上下不来。一方面是胎头下不来，另一方面是你的子宫还在收缩，这样就有可能把你的子宫胀破。如果真的破裂了，那可就是大人孩子两条命不保啊。"

大家都不甘心，一边加压通气维持，一边不断地尝试，然后不断地失败。最终，在大家一起努力了半天之后，还是没有抢救成功。这个孩子来到这个世上，甚至都没有哭过一声，就匆匆地离开了。留下的，是一群医务人员疲惫而失落的身影。

"春哥，其他几个一会儿再跟你们讲，先跟你说说第五分娩室那位，"看到上日班的春哥已经来接班了，我赶紧和他交班，"宫口开全一个半小时了，第一产程很快，所以都没打分娩镇痛。结果宫口开了使不上劲儿了，这才能看见两根头发丝儿。不过我查过条件挺好，生出来应该没问题，就是时间上可能等不了，估计要拉把产钳。"

"行，知道了，只要胎心争气，别有什么变化，我就奉陪到底了！继续交代其他产妇的情况吧。"

产房，对于产科医生来说就是一个阵地，需要一波一波的医生来日夜镇守——日班夜班，日班夜班，永不停歇。

而产科的夜班，则是一个江湖传说般的存在。大概是从远古为了躲避野兽袭击而遗留下来的"传统"，也可能是夜晚的时间比白天要长，人类的分娩大多数都在夜晚发生。从下午5点到第二天早上8点，在这15个小时里，你要面对一波一波的产妇被送到产房分娩；要对她们进行检查，要观察和处理产程，要评估孕妇和胎儿，要指导产妇用腹压，必要的时候还要开刀或者拉产钳。

一个夜班下来，到了临近交班，当你看到又有一波产妇被送进产房的时候，你的心里可能会涌上电影《英雄儿女》中英雄王成牺牲前的那种悲壮。可是，这里毕竟是产房，不是真正的战场，在这里谁都不能牺牲，你得咬紧牙关继续顶上去。当然，心里也盼着接班的同事能赶紧来支援一下。

所以，当看到来接班的春哥时，我感觉天真的亮了。我得赶紧把每个产妇的情况都交代给他。

产妇有这么多，交班也得分主次，所以我先交代了这个可能需要马上处理的产妇。

医生好像都是用"黑话"对暗号交班的，什么宫口开全、第一产程、胎心变化、拉把产钳之类的，待我慢慢解释。

生孩子不像电影里描述的那样，闭着眼睛大喊两声就完了，而是一个比较漫长的过程。伴随着一阵阵宫缩的剧痛，子宫口（也就是俗话说的产门）在一点一点地打开，1厘米，2厘米，3厘米……一直到产门全开的10厘米，这就是宫口开全。在开产门的同时，宝宝也因为宫缩被一点一点地往下挤。在宫口开全之前，准妈妈们是不用主动用力的，只要耐心等待，尽可能休息就行了。在宫口开全之前这段时间，就是医学上说的第一产程。第一产程是比较长的，一般会有十几个小时。

宫口开全之后，就是第二产程了，就需要产妇主动用力了。这就是大家所熟知的生孩子的过程。这个用力也不是用蛮力，可能更像是解大便，但需要一定的技巧。所以有些产妇虽然看上去挺健壮，但生起孩子来，却怎么也用不出劲儿来，这就是没找到感觉。

要说没找到感觉，那就慢慢找呗，什么时候找到感觉了，什么时候生出来呗。可事实并不是这么简单的。

因为生孩子最重要的力气不是人自己使出来的，而是子宫收缩的力量，是子宫一阵一阵地收缩，把孩子给"逼"出来的。子宫的宫壁上散布着子宫的血管，每次子宫收缩，都伴随着短暂夹闭子宫血管从而发生的短暂的子宫缺血，所以在宫缩的时候人会感觉到痛。而宫缩除了让产妇感觉痛之外，这个短暂缺血的过程也会传递给胎儿。因为每当子宫的血流被阻断，就相当于暂时减少了给胎儿的供氧。

对于正常胎儿来说，分娩时的宫缩是不会造成严重后果的，就好像暂时捂住人的口鼻让人不能喘气，然后马上松开一样，人是不会因此而缺氧的，相反可能还会得到一定的锻炼。但是，如果这样做的时间太长了，或者松开让人喘气的时间太短了，那么就有可能出现问题。

所以，我们希望产妇生孩子的过程不要太长，规律宫缩分娩的时间最好不要超过一天。尤其是第二产程。因为宫缩间隔时间越短、宫缩持续时间越长，就相当于捂住口鼻的时间越久，那么发生危险的概率也就越大。因此，对于第二产程，我们希望总的时间最好控制在2~3个小时。

至于判断生产的时间是不是太久的一个重要指标，就是胎心。只要胎儿的小心脏还在按照正常心率欢快地跳着，那我们就有理由相信，这孩子还是能继续扛下去的。这就是春哥说的"胎心争气"。

说到春哥，有必要介绍一下。春哥大名陈小春，比我早好几年工作。网络上曾流行一句话叫"信春哥，得永生"，于是他就有了"春哥"这一称呼。

要说春哥的临床水平，也是相当出挑的，在我们这一拨 40 岁以下的年轻医生里可谓出类拔萃。而且，因为产钳拉得多也拉得好，春哥还被产房的助产士们称为"产钳王子"。

拉产钳是分娩的时候阴道助产的一种方式。本来生孩子是产妇一个人完成的事，但是某些情况下需要产妇尽可能快地把孩子生出来。如果产妇自己做不到，那就需要医生来帮帮忙，这就是助产——帮助生产。助产的产钳不是平时用的剪铁丝的钳子，而是薄薄的两页带圆弧的铁皮，合在一起像是头盔的样子，扣在宝宝脑袋上，然后把小家伙拉出来。

既然是有医生掺和进来的"助产"，而且还上了器械，那么就存在一定的风险。比如可能增加胎儿头皮血肿甚至颅内出血的风险，可能增加产妇会阴撕裂的风险。不过，这些风险都是可控的。当有必要进行助产的时候，说明出现了更危急的情况，不做助产恐怕会导致更大的危险。而且，产钳可谓历史悠久，大约用了 300 年了，有确切医学文献记载的时间也至少有 150 年了，我本人也是被产钳拉出来的。所以，产钳这个操作本身的风险，一般还是可控的。

拉产钳是非常考验一个产科医生的综合水平的，包括对各种产科理论的理解，对当时情况的评估，实际的动手操作水平，以及医生的胆量和担当力。很多产科医生都会拉产钳，但是会拉是一回事，敢拉是一回事，会拉、敢拉又拉得好，那就是另一个层面上的事了。

所以，这么看，春哥"产钳王子"的封号就不一般了。有的情况换别的医生就不敢上钳子，但是春哥就敢拉，正所谓"艺高人胆大"；而如果春哥都觉得拉产钳困难了，那么大家也就死心了。可见，他拉产钳在产房也是出了名的。

不过呢，仅仅是技术好、水平高，还是当不上"王子"的，要想被称为"王子"，还有更重要的一点，那就是长得帅！比如说同样踢球踢得好，我们可以称巴乔为"忧郁王子"，称博格坎普为"冰王子"，但是罗马里奥就只能被叫作"独狼"，特维斯就只能被称为"野兽"了。不是说后两位踢得不如前两位好，实在是因为长得不如前两位帅。所以，春哥如果不是因为长得那么帅，顶多也就是个"产钳狂魔"，是万万不能被封为"王子"的。

那天我交班给春哥的时候，这位产妇第二产程已经用力生了一个半小时了。按照医学上对产程的管理，再过半个小时就要算第二产程延长，也就是说，如果比这个时间再长的话，胎儿要承受的缺氧风险就增大了，我们需要产妇尽快结束分娩，把孩子生出来。前面说了，如果产妇不能自己尽快把孩子生出来，那么就需要医生帮忙进行助产。不过，接班的是我们的"产钳王子"，到时候由他坐镇拉产钳，还是很让人放心的。

但是，春哥接班检查评估过产妇之后决定：不拉产钳，继续自己生！

"你不打算给她拉产钳？"虽然已经交完班了，我还是关心地问了一句。

"起码现在不打算拉。目前胎心正常，产妇的情况也还可以，她的问题只是还没有找到感觉，那就再给她点时间找找感觉吧。"

"可是第二产程延长，要是万一胎儿缺氧……"

"这不是胎心正常，还没有缺氧吗？而且，拉产钳也是有风险的啊。你就放心下班吧，我会一直守着的，一旦胎心发生变化，我会马上处理！"

既然春哥这么说了，我也就走向更衣室准备下班。我听到身后的春哥跟助产士说："她现在就是找不着用力的感觉。你们不是在指导自由体位分娩吗？给她换个让她觉得舒服的姿势，怎么能用上劲儿怎么来。"

春哥说的自由体位是这么回事儿。目前大多数产妇生孩子的时候，是仰面朝天躺在床上的，这样的好处其实是方便医生和助产士进行接生。但是，仰面朝天躺着不一定是产妇最舒服的体位。因为生孩子的感觉很像解大便，而且根据重力的原理，理论上也应该是蹲着或者站着生更方便些。所以，目前国际上开始有一种自由体位分娩的趋势，就是说产妇在用力的时候，可以自由选择自己舒服的、感觉能使得上劲儿的姿势，为的是可以更自然、更顺利地完成分娩。

当然了，这对于医生和助产士来说，要求就高得多了。

最后，这位产妇在经历了190分钟的努力之后，终于成功顺产，母子平安，连侧切都没有做。

事后，春哥发了这么一条朋友圈：

"当你做某件事的时候，一旦想要求快，就表示你再也不关心它，而想去做别的事。——《禅与摩托车维修技术》"

而产妇生孩子，除了考验医生的耐心，更考验医生的胆量和担当力。和剖宫产、拉产钳相比，有时候损伤最小的平产反而更考验一个医生的技术、胆量和心理素质。

产科也属于外科系统科室，既然是外科，就要有各种手术操作，而作为外科系统的医生，总会不自觉地想要秀一下自己的手术技巧。但是产科医生和其他外科医生不大一样。手术技巧娴熟固然是重要的，但是，如何通过自己的专业处理，让产妇不必经历任何手术，而只需经历一次生理过程即完成生产，更能体现一个产科医生的专业技术能力。

对于产科医生来说，做手术固然显示技巧，而如何努力不做手术，可能更体现水平。

要知道，万一这位产妇最终分娩的情况不好，宝宝有窒息的情况发生，那么别人就不会再去称赞春哥有耐心，而是要质疑他的处理是否及时了。虽然在产妇努力分娩的时候，一直有医生、助产士陪在旁边指导、监护，但大家还是害怕有个万一。尤其是在这个以成败结局论事的社会，这个压力，不是每个医生都扛得起的。

TIPS ───

- 生孩子不像电影里描述的那样，闭着眼睛大喊两声就完了，而是一个比较漫长的过程。
- 拉产钳是非常考验一个产科医生的综合水平的，包括对各种产科理论的理解，对当时情况的评估，实际的动手操作水平，以及医生的胆量和担当力。
- 和剖宫产、拉产钳相比，有时候损伤最小的平产反而更考验一个医生的技术、胆量和心理素质。
- 对于产科医生来说，做手术固然显示技巧，而如何努力不做手术，可能更体现水平。

上 篇

她选择信任，我必当竭尽全力

血与火的洗礼

"这个产妇是双胎，两胎加起来有将近10斤了，而且之前催产素的效果不好，要小心产后出血，缩宫的药物要准备好！"虽然我已经意识到可能的风险，在帮助按摩子宫，但还是怕什么来什么，产后大出血还是发生了。

"珍珠港"事件把美国拉入第二次世界大战之中。而当时，美国军队中的将领都已超过服役年龄，所有年轻军官都没有经历过战争洗礼，没有作战经验，或者没有担任过重要的军内职务。但是，到第二次世界大战结束时，美军所拥有的得力军事将领人数，比历史上任何一支军队都要多。短短四年时间，就涌现出如此多的军事人才，不得不说，这是战争带给这些年轻人的洗礼。

产房，就是产科的最前线，是产科战斗最激烈的地方；同样，如果可以经历产房血与火的战斗洗礼，对于一个年轻医生的成长，也是非常珍贵的。因此，虽然产房的工作强度高、压力大，但是对于那些立志从事妇产科工作的年轻医生来说，这里也是最能磨炼人的圣地。

产房，年轻医生的圣地

我刚到产科的第一年，就像每个职场新人一样，是不能自己独立值夜班的，需要先在产科的住院病房管理患者几个月，学习剖宫产手术；还要到产房学习一个月。虽然在产房学习的时间不长，但是要经历魔鬼训练，连续一周白班之后，是连续一周的夜班，如此交替。尤其是连续一周的夜班，每天白天睡觉，晚上工作，很快就强迫自己适应了产房的工作节奏。等到一个月后离开产房的时候，会有一种很强的提升感，就像是重生了一样。

一开始在产房学习，最基础的，就是产科阴道检查。对于产科医生来说，这是基本功。

产科阴道检查，就是民间俗话讲的"查骨缝"。方法是常规消毒外阴之后，戴无菌手套，以一只手的食指和中指进入产妇阴道，检查胎儿和产道情况。虽然你看到的只是医生的手指头进去捞了一下，但实际上，医生检查的内容是非常丰富的。

可能对于产妇来说，最容易想到的，就是医生查一下，知道产门开了几指了，这就是查宫口开大的情况。其实除此之外，医生还查了其他内容。

在了解产门开了几指之前，医生先了解的是产门的成熟情况。产门就是宫颈口，它不是硬生生地打开的，在正式"开门"之前，要先成熟起来。判断产门的成熟度，需要了解宫颈管的长度、质地、开口方向，以此为据来综合判断。有的时候，产门虽然打开了一点儿，但其实宫颈成熟度并不好，不是理想状态。

而要想了解产门的这些相关情况，就需要医生对自己的手指有一个非常详细的了解。比如说，我的两横指的宽度是 3.3 厘米，我对自己的食指和中指每个指节的长度也很清楚，而且可以用两个手指比较精确地比画出 1 厘米和 2 厘米的宽度。这时候，医生的手指就是一把尺子，做检查的时候，就是利用手指的长度和宽度来进行测量。

除了产门的信息，还要了解胎儿的情况。临产后，随着产门慢慢地开大，宝宝的脑袋也在一点儿一点儿地往外钻。通过阴道检查，你可以摸到宝宝的头顶，从而判断小脑袋下降到了什么位置；还可以根据头顶骨缝的形状走向，来判断宝宝小脸的朝向。如果判断宝宝的脸是朝上的，那还要尝试着用手指来转一下脑袋的位置。

另外，如果已经破水了，还要摸一下周围有没有脐带；如果宝宝的屁股在下面，还要试试能不能摸到脚丫，从而判断宝宝在宫内具体是什么姿势。

以上这些，都是年轻医生们经过产房训练之后，要达到的基本要求。

之后，随着临床经验的不断积累，医生对阴道检查的体会也会不断加深。慢慢地，医生的手指从尺子变成了眼睛，除了可以进行测量，还可以通过内检评估产妇骨盆的情况，进而评估胎儿和骨盆的相称程度，从而对阴道分娩的成功率做出一个预判。

除了阴道检查，还有其他要训练的科目，比如产程的管理。产妇分娩过程漫长，情况千变万化，半小时前还一切正常的一个产妇，可能半小时后就出现了状况；而且不同的人生孩子，情况千差万别，这都加大了医生的处理难度——如果发生异常情况，什么时候需要医生进行医学处理，什么时候可以不用任何医学干预，而是继续观察情况变化；如果是需要干预的，那么选择怎样处理更加恰当——这些，都是在产房中训练出来的。

说了这么多，还有一个科目是产房训练必不可少的，那就是接生技术。对于一个产科医生来说，说一千道一万，你的理论知识再强，如果不会接生，那也是"假把式"。虽然现在通常情况下的平产接生都由助产士来完成了，但既然是产科医生，接生技术也应该是一项看家本领。

我的接生技术就是由助产士老师带出来的。先是在旁边看接生，等到观摩了一定数量之后，就开始跟老师上台，由助产士老师手把手带我保护会阴，接生胎儿，缝合会阴。等老师带着做到一定数量之后，就可以由我主接，老师上台做助手，帮助我一起完成一些动作。等到主接过一定数量之后，我就可以独立接生了，老师不用上台，只需在台下指挥。

其实，在自己独立接生之前，都不能说会接生了，因为老师一直在台上帮忙，你还没有丢掉"拐杖"。所以，当我第一次丢开"拐杖"，上台独立接生的时候，还是有些不知所措。本来在胎头娩出之后应该顺势娩出前肩的，老师在台下提醒了一句："尽快娩肩！"这才提醒了我，进而顺利地完成了整个接生过程。

有些人有足球天赋，第一次出场就可以一球成名；有些人有音乐天赋，第一次出专辑就令众人倾倒；有些人有表演天赋，第一次演出就拿到影帝影后。但是，即使你有外科天赋，也不可能第一次开刀就做得漂亮精致。就像接生一样，在独立上台之前，你要先不断地观摩、体会，从助手做到主接。就算你在老师的辅助下主接过十几台，对各种步骤都烂熟于心，当你要第一次完全独立地完成全部操作的时候，也可能会因为紧张得不知所措而有片刻的迟疑。这种紧张，其实源于对生命的敬畏。当你面对一个活生生的人，总会本能地担心自己的操作会不会给她增加痛苦。对于一个初出茅庐的年轻医生来说，这样的紧张是在所难免的。

即使经历了成百上千台接生，习得了熟练的技术，每个人的第一次独立接生也都是各自难忘的经历。而这一份对生命的敬畏之情，是不会被不断增加的手术数量所冲淡的。

"腹背受敌，两线作战"

在产房训练的年轻医生就像《射雕英雄传》里的郭靖一样，从不同的师父那里学习不同的技能。年轻医生们从产科医生那里学习阴道检查和产程处理的技巧，从助产士那里学习接生技巧及在产程中与产妇交流沟通的技巧。所以，产房医生的培训是一个博采众长的过程，没办法搞一次性的"批量生产"。也因此，每个进入产房训练的医生都会格外珍惜这样的机会。

徐小静是一个"90后"小姑娘，刚刚从医学院硕士毕业，她在病房轮转的时候，就是由我负责带教的。她在她白大褂的口袋里装了一个iPad mini，iPad mini里面装满了各种医学资料，从解剖学到药理学，再到中外各种版本的妇产科学相关教材，可谓应有尽有。她总是随时拿出来查找资料。有一次病房里有位甲状腺危象的产妇就地抢救，高年资的医生们在指挥抢救、用药，她就在一边抱着iPad不断对照着翻找相关资料。抢救结束后我对她说，她那样子就像个临床的质检员，专门在给我们的医疗过程挑错。她说反正她也帮不上什么忙，不过经历这么一次抢救，再对照书上的理论，印象实在是太深刻了，一辈子都不会忘掉。

后来徐小静到产房培训时，是她住院医师规范化培训第一年的最后一个月，那时候我正好也被调到产房做住院总医师，所以她的带教又是由我负责。我对她说："产房和病房不一样，没有那么从容了，而且很多东西需要你动手去做，你没时间再去翻iPad了，查资料的活还是下班回家去做吧。"

那天上午，从病房转进来一位怀孕34周双胎临产的产妇，宫口已经开全了。

"这个双胎的产妇也要自己生了吗？"徐小静在病房的时候管理过双胎产妇，很多产妇最终都去做了剖宫产手术，所以这个要自己生的双胎产妇，让她觉得有点儿新鲜。

"双胎也不是就一定要剖宫产啊，比如这个产妇第一胎是头位的，就有阴道分娩的机会。"

"那病房里很多双胎产妇都是去做剖宫产的啊，她们当中有不少第一胎也是头位的。"小静开始较真了。

"是的，双胎分娩，如果第一胎是头位的话，那么产程过程和单胎也差不多。关键点在于第一胎生出来之后，第二胎分娩的问题。因为第一胎出来之后，宫腔会突然变宽敞，第二胎就会很容易在宫腔里动一下。这一动的幅度可以很大，可能本来还是头位的宝宝一动就变成横位了，这就麻烦了。横位是不能阴道分娩的，需要内倒转或者外倒转。这还不算，通常情况下，第一胎出来之后，宫缩会放缓，所以第二胎不是马上就能出得来；但是因为第一胎已经出来了，所以和第一胎相关的胎盘可能就要剥离了，那么第二胎就相当于胎盘早剥，这就比较危险了。所以，双胎阴道分娩，是存在第一胎阴道分娩，第二胎转成剖宫产的情况的。出于这方面的担心，确实有不少双胎产妇不管第一胎的胎位如何，都去做了剖宫产。"

解释了这么多，对于没有医学基础的人来说，可能还是有点儿云里雾里，那么我就再稍微说得详细点。

先讲一下胎位。胎位就是宝宝在肚子里的姿势，笼统地分为三种：一种是头朝下的，称为头位；一种是屁股在下面的，称为臀位；还有一种是横躺或者趴在子宫里的，称为横位。大多数宝宝在产出的时候是头朝下出来的，也就是头位分娩。这个姿势对于分娩来说非常重要，因为小婴儿脑袋的径线最大，而且最硬的地方也是脑袋，通常情况下只要宝宝的脑袋能通过产道，那么身体和四肢也就自然而然地出来了。如果是臀位就会比较麻烦，因为一方面屁股比较柔软，没有太大的力量推开产门，对产道的扩张作用有限；另一方面，因为宝宝的脑袋更大一些，那么就有可能出现屁股和身体都出来了，但是脑袋被卡住了的情况，这就很危险了。而横位就更麻烦了，和"横着扁担出不了城门"一个道理。宝宝要被顺利分娩出来，一定是头位或者臀位，顺着产道的方向，横位是没办法经阴道分娩的，只能做剖宫产。

了解了单胎的姿势，我们再来看双胎情况下的胎儿姿势。单胎有三种姿势，那么双胎的姿势就是单胎的排列组合，有九种。在这九种排列组合的双胎姿势中，只有第一胎是头位的三种才具备阴道分娩的条件，也就是说，我们要保证第一胎尽可能地先顺利生出来，才能去考虑剩下的一个。所以，如果第一胎不是头位，我们通常会直接建议做剖宫产手术。

双胎和单胎的一个不同在于，双胎的子宫更大，这是每个人都看得到的，子宫更大就带来了我前面提到的一个问题，即第一胎出来之后，因为空间宽敞，第二胎的胎位会发生变化。如果胎儿动过之后是头位或者臀位那还好，要是变成躺在子宫里的横位了，那可就生不出来了。所以，作为医生，在第一胎出来之前要很清楚地了解第二胎的姿势；第一胎出来的时候，要在肚子上做一个外倒转和固定，也就是在产妇肚子上给肚子里的宝宝一个力量，把他固定在头位或者臀位上。

除了胎儿的姿势，两胎分娩的时间间隔也是件很考验医生的事情。因为第一胎出来后，就会启动其对应的那个胎盘的剥离程序。双胎的两个胎盘融合在一起，这时候胎盘剥离的话，肚子里的那个胎儿可就要缺氧了。所以，医生要严密监护第二胎的情况，随时做好紧急处理的准备。

第二胎分娩前的这些不确定因素给双胎分娩带来了很大的风险。有些双胎产妇第一胎生出来后，第二胎还是要去做剖宫产。这在很多人看来是无法接受的，他们会觉得是医生的判断出了问题，早知道这第二胎生不出来，还不如一开始就去剖了省事。

"早知道"这仨字实在是医生的天敌，因为医学上有太多的不确定性，很多时候医生确实没办法做到"早知道"。于是，很多医生为了不给自己惹太多麻烦，如果双胎产妇有手术的意愿，就去做剖宫产了，即使第一胎是头位。

眼前这位产妇，在和病房的医生沟通之后，最终还是选择了阴道分娩。无论是医生还是产妇，做出这样的选择都需要很大的勇气。所以接生工作要尽可能做得漂亮些，要让大家知道，风险归风险，我们还是有机会实现目标的。

只有美好的结局，才能鼓励更多的人。

但是现实好像有点儿麻烦，这位产妇宫口开全之后，宫缩变差了。要知道，宫缩可是生孩子最重要的力量，宫缩不给力，产妇就是使劲使虚脱了也难生出来。尽管我们加用了催产素，但是产妇用力生了两个多小时后，我们还是连宝宝的头发丝都看不到。

"田老师，第二产程已经延长了，而且产妇看上去体力下降也很厉害，现在连根头发都看不到，是不是要去剖了？"徐小静问我。

我又重新做了一次阴道检查，产妇的骨盆条件是可以的，就是产力的问题。虽然已经在滴着催产素了，但是宫缩效果并不理想，而且产妇体力也确实有点儿跟不上了。

"准备产钳吧！"我向助产士下达了医嘱。

"产钳？田老师，这个产妇才34周，还没足月（≥37周）呢。"徐小静赶紧提醒我。

"没关系，早产不是产钳的禁忌，34周也可以拉产钳。"

再介绍一下关于双胎的早产问题。对于双胎的孕妇来说，早产是非常常见的，这一定程度上也是产妇肚子大造成的。虽然还没有足月，但是两个胎儿占的空间已经跟单胎足月的差不多，甚至比单胎足月的还要大了，此时孕妇的身体就会启动分娩程序，要"卸货"了。所以，很多双胎孕妇还没到37周就会临产。通常情况下，超过34周的胎儿，各系统的脏器都已基本成熟，出生后进保温箱的概率也不高。所以对于34周以后的产妇，医学上是不建议保胎的。母体之所以启动"卸货"程序，可能是母体自我感觉继续妊娠吃不消了，从而做出的一种自我保护。如果外力强行保胎，有可能会对母体不利。

所以，天要下雨，娘要早产，就随她去吧！

那么早产能不能拉产钳呢？胎儿的小脑袋不会被夹坏吗？其实，不管是早产儿还是足月儿，拉产钳对胎儿的影响是差不多的，早产儿在这方面并没有更高的风险。甚至在20世纪的一段时间里，有人提出早产情况下也可常规拉产钳，因为产钳像个头盔，可以保护早产儿稚嫩的头部不会被产道过度挤压。当然了，这种提法后来被证实是一厢情愿，不过这也从另一个侧面说明，产钳对于早产儿和足月儿的风险是基本相当的。

我这边正在铺台准备，同时做B超，最后确定一下第二胎的具体胎位，这时，我突然听到待产室那边传来助产士玲玲的喊声："分娩室马上腾出一张床，接生准备！"

"什么情况？"我问了一句。

"刚刚接到急诊室电话，一个臀位的，阴道口上都已经能看到宝宝的屁股啦，正在送过来的路上！"

"今天热闹了，双胎碰上臀位了！还有空的产床吗？"

"隔壁 3 号分娩室正好空着，我去拿产包了。"助产士小青回答道。

说话间，那边已经有人一路小跑地把产妇推进来了，边推车边对产妇说："先别用力，哈气，哈气！"

前面提到过，臀位的阴道分娩是有一定风险的，也就是怕身子出来头出不来，医学上称之为"后出头困难"。为了尽可能地避免这种情况，如果打算臀位阴道分娩，应该先充分评估产道和胎儿的情况。如果估计胎儿体重太重，或者产道条件不好，即不够宽松，那么还是剖宫产更保险一点。只有产道条件良好，胎儿体重又不是太重，比如五六斤左右，臀位阴道分娩的安全性才相对高一些。

除此之外，对于臀位的产妇，还要看具体是怎样的臀位。同样是屁股在下面，胎儿的姿势也可能有不同，比如是蹲在那儿或者盘腿坐在那儿的，也就是两脚和屁股在一起的；还有仅是屁股在下面，两脚向上伸的——就像是跳水运动员经常做的那个动作一样，两腿伸直，和上身紧贴——这种我们称为伸腿臀位，或者叫单臀位；还有半蹲的，就是虽然屁股在下面，但其实两只脚的位置比屁股还低。在这些不同的臀位中，单臀位的风险是最小的。因为脐带离屁股很近，在产妇分娩的过程中，尤其是破水之后，脐带很容易掉下来，这被称为脐带脱垂。这是非常危险的情况，脱垂的脐带会被产道挤压，从而引发胎儿严重缺氧。而向上伸直的双腿一定程度上挡住了脐带，使之不容易掉落下来。

临床上大部分臀位的产妇，只要还来得及，都做剖宫产手术了。但是这位产妇这个时候急诊住进来，胎儿的位置已经很低了，而所有剖宫产的手术台都在手术，等到有空的手术台腾出来，可能这边也已经生出来了。所以，我得赶紧评估一下她是不是有机会阴道分娩。

产妇很快被转运到产床上，我马上给她做了阴道检查。还好，是单臀位，而且产道和胎儿的情况都还算过得去。虽然在阴道口上可以看到宝宝的屁股，但实际宫口也只是开到 6~7 厘米。这就是因为前面说的屁股对产道的扩张效果没有那么好，而且径线又小，所以宫口没有开全，虽然此时胎儿屁股的位置已经很低了。

也就是说，这位产妇虽然是臀位，但也还是符合阴道分娩的条件的，在这种紧急的情况下，我觉得还是要让她自己生。不过，这毕竟是臀位分娩，相关风险还是要对产妇和家属交代清楚的，所以我赶紧通知病房的医生到产房来谈话。

"2 号分娩室那个产钳已经准备好了。"这时候，助产士英子在旁边提醒我。

"那叫玲玲过来，先上台堵着吧。我去那边拉产钳，一会儿这边如果接生就叫玲玲来。"我赶紧赶过去，那边徐小静已经上台给产妇导尿了。

"英子，这个产妇是双头位的，所以第一胎出来之后不用做什么外倒转动作，你就帮忙把第二胎胎位固定好，别让他乱动就行了。"我一边交代着，一边洗手穿衣上台。

34 周的小家伙，没想到产钳拉起来这么重！我中间换了两口气，完全发力，才最终把他拉出来。上秤一称，竟然有 5 斤！

"这么大！你不会是记错时间了吧？"通常相同孕周的双胎胎儿要比单胎的轻一些，但是这个 34 周的宝宝已经有足月的那么重，所以我向产妇发出了疑问。

"我……我也不知道了。"这时候，产妇已经弄不清楚到底是怎么回事儿了。

第一胎出来后过了将近 5 分钟，产妇竟然一阵宫缩都没有。

"她之前宫缩就弱，现在更弱了，给她的催产素加浓度吧！如果再不行，我就人工破膜。第二胎的监护给我盯紧了！"

接着，我又对徐小静说："这边第二胎的情况就是先等着，我一个人可以了。隔壁玲玲那个臀位如果接生还需要个帮手，你先下台去她那儿看看要不要帮忙吧。"

徐小静赶紧跑到 3 号分娩室，看到玲玲还在那堵着呢。

听说过接生，听说过助产，总归都是帮产妇生孩子的，可玲玲这怎么给堵上了？其实，玲玲做的这件事，我们叫作"堵臀位"。

前面已经说过，因为屁股比脑袋小，所以宫口还没有开全，屁股就已经下来了。这个时候如果马上把宝宝拉出来，就容易把脑袋卡在里面。所以，一般臀位接生的时候，并不是一看到屁股下来就马上拉出来，而是先用手在外面堵着，让胎儿下来得慢一些，从而可以有更多的时间来让宫口开全，降低后出头困难的风险。

只不过因为胎儿臀位的产妇越来越少自己生了，所以现在堵臀位的一幕也越来越少见。

这时候，正在堵臀位的玲玲已经感觉到小家伙往外的力量越来越大，于是她趁着宫缩间歇，又检查了一下，这回宫口已经完全打开了。因此在下一次宫缩的时候，她就不再堵了，而是由着小屁股一点儿一点儿地钻出来。等到整个屁股都露出来了，玲玲马上将两手食指伸进产妇阴道，从两边勾住宝宝的两侧腹股沟，顺势向外一拉，宝宝的身子和双腿就都被拉出来了。接着玲玲迅速拿起一块盐水巾包住宝宝身体做转体动作，随着宝宝身体的扭转，两条胳膊也被带出来了。接下来就是最难的部分——宝宝的小脑袋。玲玲先把宝宝的肚子转到朝下的位置，左手手掌朝上托住宝宝的肚子，把他的两条腿挂在自己前臂的两侧，这样就使得宝宝骑在她的手臂上，然后用左手中指伸进产妇阴道，继而找到宝宝的小嘴巴，把中指抠进小家伙的嘴巴并向外拉小家伙的下巴，同时右手握住宝宝颈背部向外提，两手协同配合，非常顺利地就把小脑袋娩出来了。

整个过程一气呵成，熟练流畅。

玲玲在给产妇做臀位接生的时候，旁边的人都把心提到了嗓子眼，大气不敢出一口，仿佛玲玲双手的一举一动都在提拉她们的心。随着小家伙的一声啼哭，周围的人也都放松了下来，发出了啧啧称赞。

"真是不错，现在这种臀位助产真是越来越少了啊！"

本来徐小静是要过去给玲玲帮忙的，结果变成了去欣赏玲玲的"个人表演"。不过，臀位的战斗结束了，双胎的还在继续呢，于是她又赶紧赶到我这边。

"田老师，隔壁臀位的已经顺利生出来了。"

"好吧，那你再洗手上台，我来带你接生，顺便教你缝一下侧切吧。"

当玲玲在隔壁分娩室"表演"臀位接生的时候，我这边也没闲着，给这位双胎的产妇做了一个人工破膜。

虽然增加了催产素的浓度，但是这位双胎产妇的宫缩仍然不理想，而且第二胎的胎头还比较高。为了可以更好地让胎头下降，同时也为了进一步加强宫缩，我做了人工破膜，也就是主动刺破第二胎的胎膜，放出羊水。

这一招很快奏效了，产妇的宫缩变得好了起来，胎头也明显下降了。

"第二胎还要拉产钳吗？"徐小静问。

"不一定。第一胎出来之后，很多人会找到感觉，而且产道适应性更好了，如果顺利的话，就不需要再拉产钳了。"

果然，第二胎产妇用力的效果明显好了许多。没过多久，第二胎顺利娩出，4 斤 8 两！

"这个产妇是双胎，两胎加起来有将近 10 斤了，而且之前催产素的效果不好，要小心产后出血，缩宫的药物要准备好！"虽然我已经意识到可能的风险，在帮助按摩子宫，但还是怕什么来什么，产后大出血还是发生了。

正常情况下，胎儿娩出之后，子宫会发生强烈的收缩，就像拳头被握紧一样，把穿插在子宫壁上的血管牢牢卡住，从而起到止血的效果。但是，如果胎儿体重过重，子宫壁的肌肉被拉扯得太严重，就会影响到它的收缩。所以不要觉得肚子里的宝宝养得越大越好，胎儿体重过重可是产后出血的高危因素。而两个宝宝肯定要比一个宝宝的体重重，所以双胎妊娠本身就会导致产后出血的风险较大。而这位产妇在分娩过程中就表现出对催产素不太敏感，很容易发生产后出血。

我马上启动产后出血的应对程序，开通静脉通路，按摩子宫，使用其他更加强力的缩宫药物。

宫缩太差而引起的产后出血，需要做加强宫缩这样有针对性的处理。如果内科治疗效果不理想，可能还要做宫腔填塞，也就是把纱条塞进子宫里，尽可能地压迫止血。而如果填塞效果还不理想的话，恐怕就要把子宫切掉了——为了控制出血保住生命而不得已地丢车保帅。

顺便说一句，之前在某部关于妇产科的医疗剧中曾经出现过一种采用所谓的凝血酶原灌注来止血的方法，是没有医学上的依据的。

我的运气还算不错，终于，在产妇出血大约 1000 毫升之后，局面得到了控制。

"今天真是见识到了，双胎、臀位原来都是可以自己生的！"在经历了两间分娩室的"双城记"之后，徐小静感觉收获颇丰。

"是啊，其实剖宫产的绝对指征是很少的。在大多数情况下，产妇都是有阴道分娩机会的。只不过随着认识的不断深入，大家发现很多过去可以自己生的情况，其实相对而言都存在着风险。这就需要我们在阴道分娩和剖宫产治疗之间权衡利弊，尽可能选出最适合产妇的生产方式。但在当今社会的大环境下，大家对风险的承受力越来越差。因为很多时候阴道分娩要面对更多的不确定性，所以大家就都倾向于去做剖宫产了。更让人害怕的可能不是风险，而是那个不确定性。医生不敢担风险，固然有大环境的问题，但是你得知道，这种不正常的现象不会永远持续下去的。剖得太多，臀位助产、双胎接生这些技术可能就要失传了，但这些都应该是产科医生的基本功。等到医生可以真的只考虑专业问题的时候，你会不会因为之前的惯性或者能力的局限而丧失了选择正确路径的勇气？"

子宫里的你争我夺

在经过双线作战和产后出血的惊心动魄之后，产房又恢复了短暂的平静。就像刚刚赢得了一场激烈的战斗之后，战士们放松地躺在战场上，享受久违的清风拂面一样，我们这些医生和助产士们，在紧张的接生之后，也要欣赏一下我们辛苦劳动所得的奖赏——新生宝宝们那一张张呆萌的小脸。

"田老师你看，这俩小家伙太可爱了，他们会互相看看吐舌头哎！他们这么悠闲，一点儿都不知道他们的妈妈刚才经历了多少艰难和危险啊！"

徐小静的话提醒了我。

"对啊，其实就生命个体而言，他们可能真的不会在意他们的妈妈刚才到底经历了什么啊。"

徐小静被我这没头没脑的一句话搞迷糊了："他们不会在意他们的妈妈经历了什么？不明白。"

"记不记得前几天我们收过一个宫内感染最终引产的孕妇？"

"你是说 25 周胎膜早破的那个双胎患者？"

"对，就是那个说不要命也要保胎的患者。"

这是一位怀孕 25 周的产妇，因为胎膜早破住院。

胎膜就是包裹着胎儿的一层膜，里面充满了羊水。正常情况下，胎膜是在临产以后，产门快开全的时候才破裂。可有些孕妇还没有临产，在正规宫缩出现之前，胎膜就发生破裂，这种情况就叫作胎膜早破，也就是老百姓说的"破水"。足月后胎膜早破，是即将临产的先兆，不必太过紧张；如果孕周不到 37 周就胎膜早破，那就是要早产了。

一说到要早产，很多人的第一反应就是：那可不行，宝宝在肚子里一天顶外面十天，一定要保胎！

但是从医学角度来讲，却不是那么回事儿。因为胎膜早破之后，随之而来的可能就是感染。

很多产妇破水以后担心羊水会流干。其实这倒不必太担心，因为妊娠期羊水每天都在交换，不断产生，也不断吸收，足月妊娠每天羊水的交换量可以达到 800 毫升。所以即使破水，通常羊水也不会流干。医生更担心的还是感染问题。

破水之后，宫腔内外相通，缺乏了胎膜的保护，阴道里的细菌逆行到宫腔，感染的机会便大大增加了。而且，未足月的胎膜早破，本身很大程度上就是因为感染，也就是说，可能宫腔里已经存在感染了，因为炎症反应，才会在还未足月的时候就发生胎膜早破。

怀孕以后发生宫腔感染可不是什么好事，因为孕期女性的免疫力处于一定的被抑制状态，本身对抗感染的能力就减弱了。而且，宫腔内压力增大，会比较容易把细菌挤压到血液中去——这在医学上被称为菌血症——很容易造成感染的播散。因此，如果孕期宫腔感染控制不力的话，比非孕期更容易造成不良后果。另一方面，宫腔内的细菌还有可能通过胎膜侵犯胎儿，造成胎儿的宫内感染，就好像让你一天到晚住在一间遍布污秽的房子里，过不了多久你就会生病一样。胎儿的宫内感染很容易导致新生儿脑瘫，影响孩子的智力和运动的发育。

所以，在临床上，一旦明确宫内感染，就应该尽快终止妊娠。

这位患者的孕周实在是太短了。临床上把超过 28 周的生产称作早产，孕周 25 周连早产都算不上，只能算是流产。也就是说，孩子即使生出来，存活的概率也微乎其微。医学上不称其为早产儿，而称其为有生机儿，就是说生出来是有生命的，但是这个生命力不足于长时间地维持下去。

但是，因为这位患者年龄比较大，又是做的试管婴儿，孩子对她来说着实不易，而且入院的时候，还没有很明显的感染迹象，所以我们还是给她进行了保胎治疗，同时还按照常规做了和感染相关的一系列检查，并且用了抗生素预防感染。

但是，在这位患者住院之后没过几天，我们监测到她的感染指标在上升，后来，宫颈分泌物的细菌培养也呈阳性了，这意味着这位患者发生了宫内感染。于是，我们建议她停止保胎，尽早终止妊娠。

"停药？不保了？可是我现在怀孕还不到 6 个月啊。"患者显然一时无法接受我们的建议。

"其实，不仅仅是不保胎了，我们还要采取措施让你尽快地生出来。"

这个要求的跨度实在太大了。

"但是我的孩子现在还没有足月啊，生出来要进保温箱吗？"

"恐怕孩子存活的机会非常渺茫，而且现在我们不能再考虑这些了，目前你面临的最大问题是感染。如果感染不能得到很好的控制，有可能会演变成感染性休克，直至危及你的生命。"

"那如果我说我就是不要命，也想让孩子在肚子里再多待几天呢？"

看来我们的建议和解释引起了她更大的抵触。

"你想要继续保胎的心情我可以理解，但是你想想，如果你作为母亲的生命受到威胁了，对肚子里的宝宝能有什么好处呢？而且，你现在出现了宫内感染，就相当于宝宝成长的房间被污染了，在这么一个不良的环境里生活，延长孕周对宝宝来说也没有任何好处啊。医学研究发现，宫内感染和新生儿脑瘫的发生关系密切。你拼了命地延长孕周，结果生下来两个脑瘫的孩子，对你的家庭还有这两个孩子来说，又有什么好处呢？"

这位患者没有再说话。

"我知道，对于你来说，做出这样的决定会非常难过，但是我们现在也只能两害相权取其轻了。"

"我要和我先生商量一下。"患者最后说。

经过和家人的沟通，患者最终同意放弃保胎。

"那个患者是挺可怜的，现在我还记得她当时不停地说她对不起自己的孩子。"徐小静说。

"其实她没做错什么，也没对不起自己的孩子。"

"就是啊，谁愿意自己胎膜早破啊，谁愿意让自己的孩子流产啊。"

"从主观感情上，确实没有人愿意这样，但从身体上来讲可就不一定了，毕竟胎儿和母体其实是有竞争关系的啊。"我把之前想到的抛给了小静。

"竞争关系？你是说其实母体一直是排斥胎儿的？"经我这么一说，小静也一下子来了兴趣。

"恐怕还不仅如此呢。"

"啊？还会怎么样？"

"胎儿也在反抗母体的排斥啊。"

"不会吧，田老师，怀孕这么伟大神圣的事情，怎么让你说得这么暗黑啦！"小静像是闻到什么臭味一样，厌恶地皱了皱鼻子。

"哈哈，不是被我说得暗黑啊。你回忆一下，整个妊娠的生理过程，孕妇的肚子里都发生了什么。还记得滋养细胞吧，它的疯长能力可是堪比肿瘤的，我们在治疗宫外孕要杀死这些滋养细胞的时候，用的药可都是化疗药。"

"对啊，而且宫外孕手术的时候，还要小心不能让胚胎的滋养细胞落到腹腔里，那样有可能会造成腹腔内种植。"

"是的，这就是滋养细胞超强的生长能力，它们会用尽一切办法去获取养料，让自己生长下去。它们通过产生蛋白水解酶，把母体子宫内膜迅速分解掉，以利于自己的种植。而如果子宫内膜的环境不够好的话，它们还会分解子宫肌层，像扎根一样，继续往更深的地方植入进去，也就是胎盘植入。胎盘植入在分娩期可是要造成产妇大出血的啊。"

"这么说起来，好像还真是那么回事儿。但是正常情况下是不会发生胎盘植入的啊。"小静表现出若有所思的样子。

"是的，正常情况下，母体会对这种胚胎的水解作用做出应对，形成透明纤维层，从而使植入不会过深。所以正常情况下不会发生胎盘植入。但是，胚胎还会通过其他方式使自己继续发展下去，主要就是控制母体的激素分泌。所有怀孕的人都要测一个激素，叫作

hCG，如果hCG呈阳性就证明怀孕了。这个hCG就是人绒毛膜促性腺激素，就是滋养细胞分泌出来的用来刺激母体分泌某些激素的，比如刺激黄体分泌孕酮。而且，有研究显示，hCG还有免疫学的作用。"

"免疫学作用？"

"是的。对于母体来说，这个新鲜的胚胎本来不是属于母体的，而是一个外来物，是一个'异物'，它通过水解母体的组织来定植到母体身上。你想想，如果不是胚胎，而是病毒什么的，如果它可以分解人体某些组织来定植到体内，会怎么样？"

"人体的免疫系统会发现这个异物，然后通过启动免疫应答，继发免疫细胞和免疫因子来杀死这个外来物，保护自己的身体。"小静回答。

"对，只要身体的免疫功能是正常的，它就会想方设法地去排出这个异物。胚胎对于母体来说也是异物，没有被排出的其中一个原因，可能就在于hCG能够抑制母体的淋巴细胞，阻止它产生排斥反应。除此之外，在母胎的界面上，还发生了很多免疫和抗免疫的过程。如果母体的免疫功能最终取得胜利，把胚胎排出体外，那就发生了流产。一些自然流产的原因就是免疫性的。只有胚胎很好地抵抗住了母体的免疫，母体才能成功地妊娠下去。可以说，在胚胎着床后的早孕期，在母胎界面上发生了激烈的斗争。"

"田老师，你把孕育胎儿的过程说得也太残酷了吧。"看来，小静的三观受到了冲击。

"这还不算完呢，"我的冲击还没有结束，"胚胎为了在子宫里生活得更加舒适，需要更多的养料。而获取更多养料的方法，就是让母体血压升高，这样就会有更多血液进入子宫，让胚胎获得更多营养。所以，对于孕妇来说，高血压疾病是妊娠期很常见的一种并发症。虽然它的具体发病机制还不清楚，但是肯定和子宫里的那个胎儿有关。"

"啊，我知道了，所以对于妊娠期高血压疾病的治疗方法，唯一有效的就是终止妊娠！"

"对，那些降压药只能在一定程度上控制症状，但是无法阻止疾病的进展。要想真正有效阻止疾病的进展，只有终止妊娠。而且，在患妊娠期高血压疾病的孕妇中，一个很常见的现象就是早产。也就是说，即使医生没有让她终止妊娠，孕妇的身体也会出于自我保护而启动分娩机制，要把胎儿生出来。"

"照这么说，分娩的发动就是母体的一种自我保护了？"

"某种程度上可以这么理解。到目前为止，人类分娩发动的机制还没有搞清楚，大家提出很多种说法，其中一种就是免疫学说。这种学说认为，妊娠的维持在某种程度上依赖于母体的一种平衡状态。当胎儿逐渐增大，对于母体来说，就是一个不断增大的'异物'，因此母体对于这个'异物'的排斥作用也在不断增加，最后，胎儿无法维持免疫平衡，母体的免疫最终赢得胜利，于是分娩就发动了，胎儿就被生出来了。"

"田老师，我的三观完全被颠覆了，整个孕育的过程都被你说得不美好了。"

"孕育的过程本来就不是像文艺作品描述的那样田园诗般美好，它被人为地赋予了太多的意义。孕育下一代的意义，其实是相对于人类这个种群而言的，它可以使这个种群得到延续。但是对于个体而言，客观上讲，真的不够美好。至少对于母体来说，真的不够美好。女性怀孕和分娩的过程，虽然是一个生理的过程，却存在很多潜在的风险。因此，当母体启动分娩的时候，从某种意义上讲就是在进行自我保护。这时候身体综合各种信息发出信号，如果再妊娠下去，可能就要危及母体的健康安全了。比如说那位宫内感染的孕妇，宫缩的发动其实就是机体排出感染源的自保行为。只不过这个感染源在子宫里，是它所孕育的胎儿。这时候如果医生不顺应这种自保行为，而是强行保胎，就有可能导致非常糟糕的结局。"

"我明白了，田老师，你是说如果发生早产的情况，不能贸然保胎，而应该先搞清楚到底发生了什么，是什么原因造成的早产。"

"就是这个意思！因为保胎延长孕周只有一方获益，那就是胎儿，而母体一定是冒风险的；但是，当母体健康受到严重威胁的时候，也会累及胎儿安危。所以，当发生早产的情况时，我们就要慎重地权衡母体和胎儿的利弊，找到最佳的终止妊娠的时间点。"

"田老师，经你这么一说，我现在再看这些宝宝无辜的表情，感觉真的很奇怪啊。"

"哈哈，不要觉得奇怪。其实，我刚才说的那些，都是一些客观存在的自然现象，本来是没有什么主观意愿的。对于生物个体来说，其本能就是自保；但是，人类是有思想、有感情的动物，人类的行为会超越本能——作为母亲，会为她的孩子付出无私的爱。母爱的无私超越了动物性的本能，体现的是人性的伟大。"

如果仅从生物的角度去看，孕妇子宫里的斗争固然残酷；但是，这样的斗争其实只是生物本性的自发行为，和人的思想无关。就像那位宫内感染的患者，她会说就算不要自己的命，也要让孩子在肚子里多待几天。虽然她的身体出于本能在自保，但是她的思想却是愿意做出牺牲的。

这就是爱。

而人之所以为人，也正是因为有爱的存在。

真正让产妇感到痛苦的，可能不仅仅是不得不放弃自己腹中的胎儿，还有面对这么一个幼小生命时的无力感，就像是面对至亲离世的痛苦一样。

可能有人会想，好不容易到了 25 周，本又是这么不容易才得来的，医生怎么就不能想办法去挽救那两个胎儿，而选择了放弃这么一条路？即使不能挽救两个，能救一个也好啊！

当然，并不是说小于28周的胎儿就没有抢救成功的可能，即使是在国内，这样的报道也并不少见。但是，极小孕周新生儿各个系统脏器都未成熟，出生后要一关一关地去闯。对医生来讲，新生儿能够活下来就已经算是成功，但是对这个孩子和他的家庭来说，将来如何活得好恐怕更加重要。所以，极小孕周新生儿的抢救问题已经不仅仅是医学上的问题，更是社会问题了。

网上有不少极早产儿抢救成功的正能量新闻，让人看到人们的坚强和爱心。但有时候这样的正能量在现实中变了味，给患者带来了不切实际的幻想。要知道，这样的抢救之所以可以登报，是因为它十分罕见，需要天时地利，需要人力、物力、财力。这样美满的结局背后，是更多人失败的泪水。如果不切实际地孤注一掷，去挑战极限，最有可能的结局不是喜悦，而是失去一切的痛苦。而有时候，由于缺乏一些专业知识，以及缺乏从专业角度所进行的思考，舆论导向可能会无视客观条件的限制，一味站在"生命至上"这个绝对政治正确的至高点上加以评论，从而给医生和正在经历不幸的患者都增加了压力。

这么说不是鼓励大家不管怎样都要放弃，毕竟，现实中我们也目睹过很多对幼小生命的漠视。我只是想说，我们需要尊重每一个生命，但是，在生命面前，没有绝对必然的正确，只有选择。当你不得不做出选择的时候，处境恐怕总是艰难的，所以最好尽可能理性，权衡一切可以权衡的因素，而不要被某些想法或者外力所胁迫。我觉得，真正的正能量，不仅仅是打破纪录时的激动兴奋，更是在日常生活中所体现出的人性的乐观、坚强与勇敢。

不是只有坚持才能体现人性之美，有时候，放弃亦然。

无论是坚持还是放弃，都是人们在面对痛苦选择时的勇敢决定。

上帝手中的提线木偶

那天临近下班还有不到半个小时，我接到了助产士的电话，说待产室收了一个新病人，孕周 37 周，因为考虑胎儿窘迫急诊收住入院，让我过去看一下。

胎儿窘迫的意思很简单，就是胎儿在子宫里缺氧了。但是胎儿窘迫的诊断不容易下，你凭什么判断胎儿现在缺氧了呢？

隔着肚子去判断胎儿有没有缺氧，一直是医学上一个比较难解决的问题。多年来，很多医生想出很多种方法，企图通过各种检查来发现胎儿在子宫里的危险处境。比如每个生过孩子的女性都知道，到了怀孕晚期就要定期做胎心监护，通过胎儿心跳，来判断他在宫腔里的情况。但是，胎心监护用了几十年之后，大家在不断反思这种方法的准确性。人们做了大量研究，结果发现，使用胎心监护之后，新生儿的死亡率并没有下降，反倒是剖宫产率增加了。也就是说，在使用胎心监护以后，那些为了抢救胎儿而做的剖宫产可能并没有使新生儿的死亡率下降。说得再通俗一点儿，那些经历剖宫产的新生儿，可能即使不经历剖宫产也不会发生什么大问题；而那些真正有危险情况存在的，可能我们并没及时发现并做出处理。这样的研究结果实在是太打击人了！于是，大家开始研究如何改进读取胎心监护图的方法，以及我们究竟可以在多大程度上依靠胎心监护去判断胎儿在宫内的情况。

另外，人们还通过 B 超观察一些数据的变化来推测胎儿的宫内情况。比如胎儿脐带血流的情况，胎儿大脑内血流的情况，羊水的变化情况，等等。

总之，我们综合各项检查结果，希望得出的判断更加准确。然而我们发现，虽然有这么多"高大上"的检查，但是最终的结果离我们所期望的还有一定差距。而有一种方法，虽然听上去没有那么高科技，但是监护的效果并没有差多少，那就是监测胎动。

监测胎动虽然说是"监测"，听上去好像挺专业，其实只要孕妇自己关注宝宝在肚子里的胎动情况就可以了。这个方法简便、经济，而且效果也不错。具体方法很简单，孕妇只要侧躺在床上，数两小时胎动，胎动超过 10 次就是正常的。而且也不一定必须严格数两小时，只要两小时内数够了 10 次胎动，就可以结束了。如果有些人说不知道怎样算是一次胎动，那么还有更简便的方法，就是只要你感觉宝宝每天动的规律没什么变化，动的次数不比前一天少就可以了。比如孕妇吃过晚饭，宝宝都会动一会儿，如果每天都是这个规律，不怎么变化的话，那么一般就没什么大问题。

如此性价比高的监测方法，很多孕妇却并没有重视。我在问孕妇胎动情况如何的时候，得到的回答经常是："没有注意。"这真的是一个令人沮丧的现实。很多孕妇把监测的事情寄托在医生身上，忽略了自己可能的作用；而实际上，就像前面说的，医生所使用的方法可能并不比监测胎动准确多少。

所以，经常会有门诊产检发现胎心监护可疑的孕妇，为了保险起见将其收住入院进行进一步的检查，但实际上胎儿情况是正常的。就好像当年非典的时候，很多人有咳嗽或者发热的症状就被隔离起来，但其实很多"疑似"患者都不是非典患者。有不少门诊检查怀疑胎儿窘迫的患者其实都只是"疑似"，进一步观察监测之后，可能会发现胎儿其实是正常的。

有一位已经怀孕到足月的孕妇，那天是按要求来医院进行常规产检的。结果门诊做了一次胎心监护有异常，她就被急诊收住入院了。我来到她床边的时候，她正在复查胎心监护。

"今天自己感觉胎动情况怎么样啊？"既然考虑有胎儿窘迫的可能，在看各种报告单之前，我想自己心里先有个底。

"胎动情况？"她一脸茫然地重复了一遍我的话，"我好像没怎么注意过胎动情况……好像今天一直没怎么动过。"

"今天一直没有胎动？"这样的回答让我心里没底了。

"好像是。好像早上动得挺多，然后就一直没有动了。"

"你是说先是胎动很多，然后就不动了？"

"医生，我也没怎么注意，真的不记得了。不过好像是有一段时间没有动过了。"

"那你是因为感觉没有胎动所以来医院看的吗？"

"不是啊。上周就约好今天来产检了，我还什么都没准备呢，就让我来住院了。"

这可不是我所希望的回答，于是我转向徐小静："小静，这个孕妇门诊的胎心监护是怎么样的？"

"田老师，我正在写交接班记录，这个孕妇的情况我还没有看过。"

"没有看过？胎儿窘迫急诊住院的孕妇，怎么还没有看过情况？"

"她编在6号床，本来我想按顺序把前面几个床位的情况先写好，然后再看她的。"

"急诊处理的顺序什么时候是按照床位编号来的了！"我一边质问小静，一边自己翻看门诊病历。

门诊做的胎心监护显示了一次大幅的胎心减速！

"门诊的胎心监护看上去很不好啊！"我边说边看她复查的那张监护单。

就在这个时候，胎心突然又发生明显减速，心率减到只有正常时的一半，而且持续了足足一分钟。

"你现在有宫缩吗？"

"肚子一直没有痛过，没有任何不舒服啊。"孕妇一脸无辜地回答。

"不对！这个孕妇情况很急，快通知手术室要手术台，马上术前准备，启动橙色预警！"

"橙色？这么严重！"听到我的医嘱，小静马上放下手里的活，开始写手术前谈话。橙色预警是我们医院（浙江省妇保医院，即浙江大学医学院附属妇产科医院）第二紧急的抢救信号。

我的判断是，孕妇印象中的有一阵胎动增多，有可能是胎儿濒死前的挣扎。

很快，宝宝经过剖宫产被生了出来。果然，之前胎动异常是有原因的，脐带绕足一圈！可能是被憋坏了，所以在经过简单的复苏处理之后，小家伙开始报复性地放声大哭。

我们的心总算落了地，不过我还是感到阵阵后怕，几年前的一位孕妇非常应景地在我记忆中冒了出来。

那位孕妇一直是在霍主任的门诊做产前检查的，用霍主任的话说，这是一个正常得没法再正常的孕妇了：到孕 38 周门诊产检的时候，胎儿没有过大，也没有发育迟缓；胎心监护正常；B 超显示胎位、羊水量均正常———一切情况良好！然而，就是在这次产检之后的第三天，也是在快下班的时候，霍主任接到急诊室电话，说有位她做产检的孕妇被发现胎心消失了！霍主任马上冲到急诊室，看到了这位孕妇，以及围在她身边的家人。

我忘不了霍主任在复习过门诊病历之后，脸上掠过的那一阵茫然与无助的表情，因为那是几乎从未在她脸上出现过的表情。作为一名产科医生，你会经常看到紧张或者焦虑的表情，而不是那样的茫然与无助。但是就在那一刻，我确确实实地看到了。

不过，这一表情也只是出现了很短的时间。随即，霍主任就需要回答孕妇和家属的问题了——为什么？

一个正常得没法再正常的孕妇，为什么在足月之后胎心竟然消失了？

为什么？！

霍主任自然要根据医学专业知识来一条条地分析各种可能的原因：母体因素，胎儿因素，胎盘、脐带因素……但是，就像后来霍主任跟我说的：其实在那个时候，她自己也想知道到底是为什么！

"你知道吗？因为和上次门诊没隔多久，所以我还记得她看完门诊临走的时候，我对她说，'你就等着做妈妈吧！'想想真是觉得造化弄人。"说到这里，霍主任苦笑了一下。

之所以要提这位孕妇，是因为她有着和前面提到的那位胎儿窘迫患者几乎相同的经历：前一天晚上自己觉得胎动少，第二天胎动就消失了，但是自己没有在意，直到下午才反应过来要到医院检查；而胎儿娩出来之后，都是一样的脐带绕足！这两个胎儿的区别仅仅是：一个运气好一点儿，到医院的时候胎心还在，我们有机会做剖宫产手术；而另一个没有。于是，她们得到了完全不同的两个结果。

那位胎心消失的孕妇对霍主任的触动非常大，霍主任说如果换作是她，她也无法接受这样的结果：怀孕到足月，胎心消失！于是，她翻阅了医院 10 年来的病例资料，找到所有足月或者近足月胎死宫内的病例进行研究。结果发现，大约有 70% 的情况是胎盘、脐带因素，比如脐带扭转、脐带打结、脐带脱垂等。当然，还有像那位孕妇那样的脐带绕足。

脐带就是胎儿在子宫里的生命线，胎儿的氧气和养料全都通过脐带供给。如果这条生命线被阻断了，那么胎儿就会处于危险的境地。脐带绕足可比绕颈要危险得多，胎儿的小脚丫很细，脐带绕在脚上相当于打了一个结；而且，和绕颈不同，胎儿的小脚丫可以自由活动，胎儿因为缺氧在挣扎时会拉紧脐带，对血流有明显的阻断作用。而更可怕的是，这样的情况，通常在分娩前是很难被发现的，除了可能会有胎动变化，孕妇本人不会有任何不适感。

我们了解脐带情况，更多的是通过 B 超检查，而平时的 B 超检查仅能发现脐带绕颈，却不能发现其他异常。但是，就像前面说的，脐带绕颈其实不会造成脐血流阻断，倒是没什么好担心的。我们真正应该担心的，是那些我们发现不了的。

"真是太可怕了，这种事情只能靠运气了。"听完我讲述的霍主任的那位孕妇的情况，徐小静发出了这样的感慨。

"你觉得只能靠运气了吗？"我问小静。

"是啊，我们这位产妇之所以最终皆大欢喜，就是因为她运气好啊。刚好是今天要来医院做产检，刚好就被发现了，然后我们马上做了剖宫产。不然的话，她也要经历与霍主任的那位孕妇同样的悲剧啊！"

"嗯，我们这位产妇确实是运气好了很多，不过，要说只能靠运气，好像又有点儿绝对了。"

"不靠运气还能怎么样？大多数的脐带异常，产检是没办法发现的啊。"

"整个孕期对胎儿在宫内的监护，不是只有每个礼拜的医院检查，即使没有去医院，在家里也可以自我监护。你有没有发现，她们两个都没有重视胎儿的胎动情况？如果她们都更关注一下胎儿的胎动呢？如果霍主任的那位孕妇在前一天晚上感觉胎动减少的时候就到医院来呢？或者第二天胎动消失以后就来，不至于拖到下午才来呢？结果会不会就不一样了？要知道，从胎动消失到胎心消失可能还有一个时间间隔，就像我们这位产妇这样，可以让我们有机会抢救胎儿。"

"我明白了，如果孕妇注意胎儿的胎动情况的话，就有可能减少这种悲剧的发生。"

"不仅如此。你有没有感觉，不只是我们这位产妇，你自己的运气也挺好的。"

"我的运气？"

"如果不是助产士发现了这位产妇的问题，而是等你按照床位编号写好交接班记录才去处理，我们的这位产妇会不会就不是现在这个样子了？"

"田老师，我明白了。"

"很多事情的发生，其实是实力和运气综合作用的结果，只不过我们好像总是会忽略其中的某个方面。比如一支球队赢下一场足球比赛，我们经常会觉得这是获胜的球队完全靠实力取得的成绩，但实际上这里面还是有运气成分的。比如我们这位孕妇，你可能会觉得她是运气好才得到这个皆大欢喜的结果，但实际上也是有实力成分的。这个实力，就是我们医生对特殊情况的识别和反应能力，如果你发现不了、处理不了，恐怕也得不到现在的结果。所以，你的问题在于处理患者时对轻重缓急的判断，这是临床决策的一个重要方面。一个好的医生，一定要有良好的临床决策能力。"

徐小静不好意思地撇了撇嘴。

"我倒不是要批评你什么，"我接着说，"其实我刚工作的时候，也是犯过错误的，这很正常，医生都会犯错。而且，医学上有太多的不确定性，绝大多数情况下我们也都没办法做到对病况有百分之百的把握，我们的工作也需要好运气。但是，我们不能完全靠着运气工作，不能把结果都交给运气。不管怎么说，我们是医生，我们得有自己的专业能力，我们要靠自己的专业能力去争取最好的结果。医疗上确实有很多运气成分，就算我们尽了全力，也没法避免最坏的结果出现。就像霍主任的那位孕妇那样，霍主任做了她可以做的全部工作，也还是没法阻止悲剧的发生。但是，这并不是说我们医生就没什么好努力的了。我们的努力，就是要让好运气真的光临我们的患者的时候，不至于让我们专业上的不足影响到最终的结果。老话说'尽人事听天命'，得先尽人事，再听天命。"

小静点了点头，她的眼神让我相信，她也可以成为一名好医生。

耶鲁大学历史系教授约翰·刘易斯·加迪斯说：人人都知道未来有很多种可能，但实际发生的只是众多可能中的一种。众多的可能像是一个通往现实的漏斗，在实力和运气的作用下，变成如今的模样。

一个人没法决定自己运气的好坏，但却可以通过训练去增强自身的实力。

然而增强自身实力的过程恐怕不是那么轻松的。很多人在实力达到一定水平之后就感到心满意足，不想再努力突破了。在这样的阶段，平常的训练对于实力的提升其实没有多大帮助。就好像你平时业余打打乒乓球，是达不到参加职业比赛的水平的。而可以称得上是专家的人，和普通人不同的地方在于，他们通过刻意的训练突破了实力上的瓶颈。而刻意的训练不同于平常游戏式的练习，需要刻意地去挑战训练者的极限。比如有时候需要你连续几个小时集中注意力练习一个动作，并且要及时发现问题、纠正错误。这样魔鬼式的训练辛苦、枯燥，但是，这也正是不是每个人都能成为专家的原因。

所以，对于产科医生来说，魔鬼式的训练是从一个刚毕业的新医生发展到一个合格的产科医生的必经之路。而要实现从熟练到专业的飞跃，还需要经历血与火般的战斗的考验。虽然经过千锤百炼打磨过的专家有时也难逃运气对他们的嘲弄，但是想想那些畅销书、热门电影或者流行音乐吧，可能很多有实力的作品最终被运气拖了后腿，没能脱颖而出。不过从《哈利·波特》《泰坦尼克号》或者周杰伦这些最终红遍大江南北的成功范例来看，好运气还是更青睐有实力的人！

TIPS ──⋀──

● 胎位就是宝宝在肚子里的姿势，笼统地分为三种：一种是头朝下的，称为头位；一种是屁股在下面的，称为臀位；还有一种是横躺或者趴在子宫里的，称为横位。大多数宝宝在产出的时候是头朝下出来的，也就是头位分娩。如果是臀位就会比较麻烦，因为一方面屁股比较柔软，没有太大的力量推开产门，对产道的扩张作用有限；另一方面，因为宝宝的脑袋更大一些，那么就有可能出现屁股和身体都出来了，但是脑袋被卡住了的情况，这就很危险了。而横位就更麻烦了，和"横着扁担出不了城门"一个道理。宝宝要被顺利分娩出来，一定是头位或者臀位，顺着产道的方向，横位是没办法经阴道分娩的，只能做剖宫产。

● 早产能不能拉产钳呢？胎儿的小脑袋不会被夹坏吗？其实，不管是早产儿还是足月儿，拉产钳对胎儿的影响是差不多的，早产儿在这方面并没有更高的风险。

● 胎膜就是包裹着胎儿的一层膜，里面充满了羊水。正常情况下，胎膜是在临产以后，产门快开全的时候才破裂。可有些孕妇还没有临产，在正规宫缩出现之前，胎膜就发生破裂，这种情况就叫作胎膜早破，也就是老百姓说的"破水"。足月后胎膜早破，是即将临产的先兆，不必太过紧张；如果孕周不到 37 周就胎膜早破，那就是要早产了。

- 怀孕以后发生宫腔感染可不是什么好事，宫腔内压力增大，会比较容易把细菌挤压到血液中去——这在医学上被称为菌血症——很容易造成感染的播散。宫腔内的细菌还有可能通过胎膜侵犯胎儿，造成胎儿的宫内感染，就好像让你一天到晚住在一间遍布污秽的房子里，过不了多久你就会生病一样。胎儿的宫内感染很容易导致新生儿脑瘫，影响孩子的智力和运动的发育。所以，在临床上，一旦明确宫内感染，就应该尽快终止妊娠。

- 对于母体来说，这个新鲜的胚胎本来不是属于母体的，而是一个外来物，是一个"异物"，它通过水解母体的组织来定植到母体身上。只要身体的免疫功能是正常的，它就会想方设法地去排出这个异物。在母胎的界面上，还发生了很多免疫和抗免疫的过程。如果母体的免疫功能最终取得胜利，把胚胎排出体外，那就发生了流产。只有胚胎很好地抵抗住了母体的免疫，母体才能成功地妊娠下去。可以说，在胚胎着床后的早孕期，在母胎界面上发生了激烈的斗争。

- 监测胎动虽然说是"监测"，听上去好像挺专业，其实只要孕妇自己关注宝宝在肚子里的胎动情况就可以了。这个方法简便、经济，而且效果也不错。具体方法很简单，孕妇只要侧躺在床上，数两小时胎动，胎动超过 10 次就是正常的。而且也不一定必须严格数两小时，只要两小时内数够了 10 次胎动，就可以结束了。

● 很多孕妇把监测的事情寄托在医生身上，忽略了自己可能的作用；而实际上，医生所使用的方法可能并不比监测胎动准确多少。

冲在最前线的人

从霍主任发出红色预警的指令，到把患者送进手术室、完成麻醉、划刀开进腹腔，一共用了不到 11 分钟，600多秒。抢救从下午一直持续到晚上，患者不得不接受了子宫切除手术。但是最终，我们抢救回了患者的生命。

作为一名妇产科医生，我的嘴里曾经溅到羊水；在离开子宫 30 多年之后，我又再次品尝到了羊水咸咸的味道。我一直觉得这事儿挺特别的，还特意写到我前一本书的序言里。没想到，那本书出版没多久就被吐槽了："不就是尝了尝羊水味吗？这有什么好显摆的，就跟谁没尝过似的。"

这是我的一位助产士姐们儿玲玲在读过我那篇序言之后发出的吐槽。这句话使我一下子意识到，其实助产士们才是产房中冲在最前线的人。

所以，这一章要好好地向大家介绍一下她们。

现代接生婆

"那你也尝到过？"我顺着玲玲的吐槽继续问。

"岂止是尝到过啊！"玲玲的脸上堆满了不屑。

原来，在我们的产房，有一多半的助产士都"被"尝过羊水，几乎每个助产士都被羊水洗过脸。谁要是没被羊水"洗礼"过，都不好意思说作为助产士自己已经入门了。至于被羊水湿身，那根本就是家常便饭。

有一次，小青接生完下台，发现裤兜里的手机被羊水泡了。后来拿去修，修手机的人知道是被羊水弄湿的，还嫌弃脏。"你看明显就是外行，那可是被羊水滋养过的手机，'开了光'的啊，怎么能被嫌弃呢！"

一个姑娘家，每天做着浴羊水奋战的工作，自己不但不嫌弃，还感觉做得挺美的，真的是让人"醉"了。

"你们能有那么多人都尝过羊水的味道？我可是工作了这些年，才被溅进嘴里一次。"

"你工作这些年，也才接生过几个啊？碰上羊水多的产妇突然一下胎膜破裂的时候，刚好你又站了个好位置，那哪是溅啊，根本就是喷洒，点点羊水从高空飘落，那优美的抛物线哟。"

玲玲说得一点儿都不夸张，虽然她工作的年头比我少两年，但是她接生过的产妇肯定远远比我多。因为，她是一位助产士。

其实，很多人不清楚助产士到底是干什么的。不要说没有医学背景的普通大众了，就是医生，如果不是妇产科专业的，好多也不知道助产士和产科医生、护士到底有啥区别。

通俗点讲，助产士就是具备专业素养的现代化接生婆。

有人可能会问，现代化接生婆不是产科医生吗？这你就不了解了。其实，产科医生一般是不接生的，通常情况下接生的都是助产士。因为怀孕分娩本来就像吃饭睡觉一样，是一个生理过程，你见谁吃饭的时候还得有个医生专门陪在旁边？所以，如果是一个健康孕妇正常的怀孕分娩，是不需要医生出场的。

不过呢，这怀孕生孩子，还真不是吃饭睡觉那么简单的事儿。别说怀孕要经历 9 个多月这长时间了，就单单一个分娩的过程，通常也要十几个小时，还伴随着各种无法预料的变数；而且就算是吃饭，也不是天生就会的，一开始也得爸爸妈妈教怎么拿筷子、怎么夹菜。所以，生孩子这么复杂的事情还真得有个专业的人来帮忙。

生理过程不需要医生，但是又需要专业人士的帮忙，这怎么解决？找助产士呀。

助产士这个职业还比较年轻。

助产专业起源于美国，从 1915 年开始到现在，也才刚刚百年。而如果从开始培训助产士算起，还不足百年。而且，在最初的几十年里，助产士的人数非常少，到了 20 世纪 70 年代，才开始有注册资格认证，助产士的临床实践才开始合法化。这个资格认证包括助产士的执业资格和单位的限定，而在那之前，都没有什么关于助产士的正式规定，助产士基本就是护士。

所以，和人类漫长的分娩历史相比，助产士的发展历程实在太短了。

　　不过，虽然助产士起步晚，但是发展很快。比如到 20 世纪 90 年代，芬兰就已经有 85% 的分娩是由助产士参与完成的。

　　国内助产士的发展则要落后不少。

　　我们国家在民国时期就已经有了助产士培训，但大众对于助产士和产科医生还是分不清楚，就连当时的报刊和官方文件都会称其为"产科小姐"或者"产科女医"，所以培训出来的助产士地位很尴尬。她们接受的培训是新的，人民却是旧的。当时国内 95% 的分娩接生是由产婆完成的；而助产士不是产科医生，接受过新文化的人也不大会请她们，迫于生计，有相当一部分助产士后来不得不转行。

　　再后来，国内医学不断发展。可是国内现代妇产科的鼻祖林巧稚医生那时候有点儿瞧不上助产士，觉得助产士做的那些事情应该是医生的职责，所以她老人家接生很多，说她是接生最多的妇产科医生恐怕也无不妥。虽然现在的住院分娩量比那时候多了好几倍，但是产科医生基本不接生，接生工作几乎都由助产士来做了。

　　目前国内助产士的发展还是比较缓慢，助产士一直没有独立的资格认证，依然被划归在护士序列。而实际上，在分娩过程中，助产士比普通护士的作用要大得多。

　　助产士的职责，是在产妇分娩的过程中给予产妇独立照护。一方面，她们的临床处理是可以独立的，而不像护士那样只能执行医生的医嘱。她们观察分娩的进程，做出常规的产时处理；接生时可以根据自己的判断，独立进行各种常规操作，而不需要另外获得医生的许可。另一方面，她们的主要任务是照护，而不是治疗。在国内，助产士是没有处方权的。就是说，如果产妇出现了什么问题，需要特殊的医学干预了，比如需要用点儿催产素加强一下宫缩，这就需要医生出面来做出决定了。

所以，助产士主要针对没有并发症的健康低危孕妇进行专业的照护。

和医生需要对全部的人体健康知识有所了解不同，助产士们只需要专注于女性生孩子这一件事就够了，所以，她们的专注度更加高，在技术、心理、精神等各方面提供的服务也更加到位，可以更好地满足产妇分娩过程中的各种需求。而且，由于助产士完成了大量的平产接生工作，要说接生的水平和技巧，助产士肯定比产科医生强，毕竟熟能生巧嘛！我的接生技术就是由助产士带出来的。

如果整个分娩过程都很正常、顺利，一般是用不着产科医生的，助产士就可以提供足够的专业支持了；但是如果发生任何异常情况，就需要医生出面了。医生有点儿像导演，一般不出现在台前；又像是买保险，一般情况下用不上，而且也最好不要用——因为一旦需要产科医生出马，就说明存在问题了。当然了，大多数情况下，这份"保险"还是可以解决问题的。

　　如果以上空泛的介绍还不能让你清楚明白地了解助产士，那么我就还是用故事来说事儿吧。

救命 600 秒

　　那天下午，我正在电脑前排下个月的医生值班表，一位助产士叫我过去看一下产妇。

　　这是一位刚刚结束分娩的产妇。分娩的最后一段时间，她的宫缩突然非常剧烈，所以产程进展得非常快，在宝宝出来之后检查产道发现，阴道侧壁向上出现了比较深的裂伤。

　　对于普通的产道裂伤，助产士们可以自己独立缝合，而不需要另外求助医生。不过，如果裂伤比较厉害，可能会涉及更深层次的解剖结构，助产士们就不会自作主张进行缝合了。

　　于是，我开始和助产士一起进行阴道壁裂伤的缝合。

　　这个缝合确实不大容易，一方面是裂伤的位置比较深，创面暴露困难，既要缝合到底，又不能损伤到更深的组织；另一方面，一边缝合，一边还有血不断地流出来，遮挡了视线，使操作更加困难。

　　这时候，助产士问："都已经缝了几针了，怎么出血还这么多？"

　　我也已经发现，这个产妇出血的情况和一般的产后出血不大一样。虽然不是很汹涌的大出血，但是颜色偏暗，更重要的一点就是，感觉血液的质地偏稀——不凝血！

正常情况下，人类的出血是有自凝机制的。也就是说，人类的血液可以自我凝固，从而起到止血的作用。所以，如果是平时不小心在手上划了一道小口子，不用做什么特别的处理，过一小会儿，出血就会自行停止。而血液自凝的过程是需要一些凝血因子参与的，当身体缺乏凝血所必需的一些物质时，就会发生血流不止的情况。

正常情况下，对于比较轻微的出血，人体内是有充足的凝血物质来应对的；但是如果发生了大出血，造成凝血物质的大量丢失，就会影响凝血功能，从而进一步加剧出血，形成恶性循环。这在医学上被称为 DIC，翻译过来叫作弥漫性血管内凝血，这是非常危急的一种状况。如果不能及时处理，很快就会演变为失血性休克，直至死亡。

每个产妇在分娩后都会有一定量的出血，通常不会超过 300 毫升。这个出血量不会对产妇造成什么健康上的影响。而且，因为出血量并不大，所以这些血出了之后会慢慢自行凝结成血块。但是，这位产妇的情况明显不同，她流出来的血不能凝固。

"怎么回事儿？产时出血很多吗？"我感觉有点儿不大对头。

"也没有很多啊，大约三四百毫升吧。胎盘也是完整的，宝宝也不大，就是阴道壁这里有个裂伤。"助产士马上领会了我的意思，对出血原因进行了分析。

产后大出血，通常在子宫收缩比较差，宝宝体重过大，或者分娩时间太久产妇太劳累的情况下发生；另外，如果有胎盘组织残留在宫腔里，也容易发生大出血；除此之外，像这位产妇这样的产道裂伤，也是发生产后大出血的一个原因。

但是，以这位产妇的情况——宫缩良好，出血量并没有特别多——却发生了血液不凝的情况，这可不太好。

"现在生命体征怎么样？马上开通静脉通路，抽急诊血化验。"

开通静脉通路，就是在大的静脉上留置针管，挂上盐水以备用。因为人体休克后很多血管可能会瘪掉，到时候想要再静脉打针补液输血就非常困难了。

这时候，产妇的生命体征还是稳定的。旁边的助产士询问产妇的自我感觉，得到的回答是除了有点儿累，没有什么不舒服。

我加快了缝合的速度，尽管如此，出血情况却一直没有好转的迹象。

"目前出血有多少了？"

"600 毫升吧。"

"产妇情况怎么样？"

"产妇没有感觉到有什么不适，血压和氧饱和度都是正常的，就是脉搏达到了每分钟 100 次。"

"出血并没有特别多，但是已经有 DIC 的倾向，这个产妇有问题。马上通知血库要血，甲强龙80毫克静脉推注。通知霍主任，还有住院部其他医生也尽量通知一下。"

我之所以如此紧张，是因为刚刚在我脑海中闪过一个念头——羊水栓塞！

2014年湘潭的一起产妇羊水栓塞事件，在当时整个网络上掀起了不小的波澜，让不少人认识到原来产科还有如此凶险的一种疾病。

一直到21世纪的今天，医学界也还是没有弄清楚羊水栓塞的具体机制、起病原因，只知道它虽然发病率很低（只有大约1/3000~1/30000），但是死亡率很高（60%~80%）。羊水栓塞在英国是导致产妇死亡的第五大原因；而在新加坡——这一公认的卫生状况位于世界前列的国家——30%的孕产妇死亡是因为羊水栓塞。

羊水栓塞除了结局往往令人遗憾之外，还有一个更可怕的特点——发病急骤。这已经不是用"快"可以形容的了。因羊水栓塞死亡的患者中，大约有1/4是在出现症状后的一小时之内死亡的。据报道，从出现症状到产妇死亡的时间间隔，最短的只有10分钟！而羊水栓塞的临床表现多种多样，等到各种典型的临床表现都出现，足够支持诊断了，那时候也已经晚了。很多时候，羊水栓塞的起病毫无征兆，在医生还没反应过来的时候，病人已经失去抢救时机了。

所以，一旦医生怀疑存在羊水栓塞，应该第一时间做出反应。静脉推注甲强龙就是方法之一。目前比较流行的观点是，羊水栓塞可能和产妇对羊水物质的过度敏感有关，大剂量的皮质激素可以减轻这种反应，为进一步抢救争取时间。

听到我的医嘱，助产士们立即心中有数，马上开始做抢救前的准备。

很快，霍主任赶到产房，向我了解了一下产妇的情况。这时候，产妇的心率比之前又快了一些。突然，本来安静接受缝合的产妇一下子变得烦躁，不断扭动着上身大呼小叫起来；同时，血压和氧饱和度开始下降。

"应该是羊水栓塞！启动红色预警，马上送手术室！"霍主任发出了指令。

红色预警是我们医院产科最高级别的抢救信号，一旦启动，意味着患者要以最快的速度进入手术室接受手术；麻醉医生、手术室和监护室的护士会同时接到通知；而在场的所有人都要暂时放下手头的活，投入到这位患者的抢救中去。

这时候，之前的所有准备都派上了用场：静脉通路已经打开，有人负责从产房向手术室转运患者，有人负责记录，有人负责家属谈话，有人已经直奔手术室进行手术前和麻醉前的最后准备。从霍主任发出红色预警的指令，到把患者送进手术室、完成麻醉、划刀开进腹腔，一共用了不到 11 分钟，600 多秒。

抢救从下午一直持续到晚上，患者不得不接受了子宫切除手术。

但是最终，我们抢救回了患者的生命。

手术结束，在手术室门外，霍主任微笑着给了护士长一个大大的拥抱。

这是一次鼓舞人心的成功抢救，事后当地的很多媒体也对此进行了报道。大家的关注点都在医生的反应及时、配合默契及抢救得当，但是忽略了重要的一点，即每个抢救环节上的每一位成员，工作都是非常得力的。我也是在看一场足球比赛的时候才猛然想到这一点的。当你看到一次精彩的团队配合进球时，大部分人的目光都落在最终破门得分的球员上，或者最后送出关键传球的球员上；但实际上，这需要参与配合的整个团队的每个成员都有精湛的技术和过人的意识，无论哪个环节上的球员能力匹配不上，可能都无法成就那最后的美妙进球。

而在这次抢救中，相当一部分功劳要归于助产士。虽然她们不曾下达抢救的医嘱，也没有最后上台手术，但是她们对产妇异常情况的识别和反馈，抢救前准备时的各种熟练的操作，都给最终成功抢救赢得了宝贵的时间。这种在产科紧急情况下的识别和配合能力，不是普通护士所具备的。

她们在幕后默默无闻，但是你不能忽视她们的存在。

所以，最后霍主任的拥抱没有给她的手术助手，而是送给了护士长。

跪着生孩子

在上一个羊水栓塞的病例中，你可能只看到助产士们参与配合的一面，那么接下来的故事，你应该可以感受到她们精湛的技术。

助产士们的排班一般是几个人一个小组，分工合作。就像是《加里森敢死队》里那样，不同成员会被分配到不同的任务。有人管第一产程，有人管第二产程，有人接生，有人记录，有人协调，这些任务大家轮流着做。如果谁碰上活儿比较多，其他人也会搭把手。可以说，一个助产士小组就是一个作战单位，一起守护着共同的使命。

玲玲就是她们小组的组长，高高的个子，整天乐呵呵的。我见识到她高超的技术，是在一个分娩巨大儿的产妇那里。

这是一个体重超过 100 公斤的产妇，住进产房的时候宫口已经开四指了。我来到她的床边，看到她的肚子像一座山一样耸立在那里。

"肚子这么大，孕期体重长了多少斤啊？"

"50 多斤吧，我怀孕前人就胖。"

"50 多斤？长了这么多！"

"人家都以为我是双胞胎呢，嘿嘿。"都已经进入产程了，产妇还笑嘻嘻的，确实也挺不一般。

"宝宝养这么大，你还得意啊？"

"医生，我也不想养这么大的，没办法，我喝凉水也长肉啊。"她好像听出我话里责备的意思，给自己辩解。

"好啦，你就别把罪过都推给人家凉水啦。喝凉水拉肚子倒是有可能，要说长肉，肯定还是你自己没控制好体重。"我边说着，边翻看她的门诊病历记录：孕后期的每次产检记录都有医生写的"注意控制体重"。

"你看看，医生每次都提醒你控制体重，你怎么就不上心哪？"

"医生，我控制了啊，绝对不吃糖，每天就吃一点儿饭。"孕妇自己还觉得冤枉。

"都多大的人了，肯定没几个平时还要吃糖的。那你水果吃得多吗？"

"哦，水果吃得挺多的。我妈说吃水果补充维生素，对宝宝好。"

"唉，水果是有维生素，可是更多的其实是糖啊，水果多甜啊！那你平时做什么运动啊？"

"我平时倒是不大喜欢运动，嘿嘿。"说到这儿，产妇不好意思地笑了。

其实我知道，都已经临产进入产房了，再去埋怨孕妇没有控制体重这事也已经没用了。只是现在还是有不少孕妇不懂得控制饮食和孕期适量运动的道理，还在用100多年前的理念对待怀孕，让我觉得我们医生要做的其实还有很多。不过事已至此，总要决定下一步的方案。

我给这位产妇做了腹部的触诊，看了她的 B 超单，初步估计宝宝的体重在 8 斤半以上。

在医学上，体重超过 4 千克的胎儿都被称为巨大儿。因为胎儿过大，所以在分娩的过程中，容易导致产程停滞而不得不进行剖宫产手术。而如果最终阴道分娩了，发生肩难产的风险也比较高。

肩难产通俗点说就是分娩时宝宝的头出来了，但是肩膀被卡住了。这对母子双方来说都有巨大风险。对产妇来说，产道裂伤的风险大大增加；而对宝宝来说影响更大，可能会导致宝宝锁骨骨折、臂神经损伤，还可能造成颅内出血、窒息，甚至死亡。而且肩难产发生之前可能毫无征兆，可能之前的产程都进展得很顺利，到最后却发生了肩难产。总之，肩难产让人完全无法预测。当然并不是只有分娩巨大儿的产妇才会遭遇肩难产，有一半的肩难产发生在胎儿体重正常的产妇身上。但是从统计结果来看，胎儿体重越大，发生肩难产的风险也越大。另外，如果孕妇同时有合并妊娠期糖尿病的话，肩难产的风险又要翻倍。

所以我问了一下这位产妇妊娠期糖尿病的情况。

"没有没有，我就是胖，血糖一直都是正常的。门诊医生也担心我来着，给我查了两次血糖，都是正常的。"

"虽然你没有糖尿病，但是我估计你宝宝的体重起码得有 8 斤半，所以生不出来或者肩难产的风险都会增大的。"

"医生，我要自己生。我妈说自己生的孩子聪明！"

"你还想自己生啊？"这时候，我就听到旁边的助产士对玲玲说："你看看她这么大还想自己生，你敢接吗？"

玲玲笑着说："这个产妇住进来以后我就查过了，胎儿体重确实有点大，不过感觉骨盆条件还说得过去，也已经开四指了。你如果敢让她生，我就敢接！"

玲玲确实说到点子上了。虽然估计胎儿体重比较大，但是这位产妇的产程已经进展到这个程度了，自己又很想生，毕竟剖宫产也是一次手术，怎么就不能给她一个机会呢？

于是，我在向产妇详细介绍了相关风险之后，决定让她先自己生生看。

"一旦产程有问题，就早点儿通知我。"我提醒玲玲。

产妇的第一产程进展很顺利，没过多久，产门就完全打开，这时需要她自己用力生了，但问题来了：她用不上劲儿！

因为身材实在太胖，产妇躺在窄窄的产床上感到非常别扭，怎么也使不出劲儿来。

于是，我又做了一次阴道检查。以我的判断，照这样的进展，很有可能要拉一把产钳了。

"你要不要尝试一下自由体位？就是你换换姿势，看怎么更舒服、更能用得上力气就怎么来。"这时候，玲玲在一边插话了。

既然可以改变目前别扭的姿势，产妇当然乐意了。在尝试了几种姿势之后，产妇最终选择跪着生。

也就是说产妇两手撑床，背朝上，跪在产床上用力，她感觉这样最舒服，而且能用得上力气。

"好！那就跪着生！"玲玲开始在旁边鼓励产妇用力。

惊人的一幕出现了，产妇改变姿势之后，竟然马上找到了用力的感觉，眼看着小脑袋在一点儿一点儿地往外拱。

"一会儿也要让她跪着这么接生吗？"我看到进展得不错，于是问玲玲。

"可以啊，就让她跪着，我来接生就是了。"

"啊？可是跪着怎么保护会阴呢？"因为平时常规接生的产妇都是仰面朝天躺着的，现在产妇翻过身来了，情况和常规情况完全不同，我实在想象不出该怎么做了。

"跪着就不保护会阴了，接生最关键的不是保护会阴，而是控制节奏。"玲玲回答得信心满满。

我一直觉得，当你在追求节奏感的时候，对一项技术的掌握就到了已臻化境的程度了。比如，初学绘画的人，能够把一个静物画得像就不错了；而真正的大师，可以通过色彩和明暗，勾勒出一幅画的节奏感。再比如，初学写作的人，能够把一件事叙述清楚就不错了；而真正的大师，可以通过对节奏的控制，调动起读者全身心的投入。

节奏感，就是打开从技术通往艺术那扇大门的钥匙。

现在，助产士玲玲也在对我提控制节奏，接生的节奏。

看到我神色有些迟疑，玲玲又解释道："其实保护会阴的关键不是保护的动作怎么样，而是要控制好胎头娩出的节奏和速度。通常情况下，如果控制得好，即使不做保护的动作，也不会有严重的裂伤。而且你看，她现在的姿势不正好是处理肩难产时用的最后一招吗？没准这样接生对预防肩难产还有好处呢。"

"那胎儿这么大，这样的姿势，侧切也不好剪啊。"

"那就不剪侧切。还是那句话，剪不剪侧切也关系不大，关键还是节奏！"

"但是，这样分娩，胎头娩出时会压迫到尿道，不会造成尿道损伤吗？"

"从现有文献和报道来看，好像尿道损伤并不是很严重；从我自己接生的经验感觉来看也还好。"

好吧，我承认当时我已无话可说，唯一能做的，就是看着玲玲"表演"。她没有去保护会阴，而是不断地通过指导产妇用力，有时也用一下手，来控制着胎头娩出的速度。接着是外旋转，顺利地娩出胎肩，然后就是一声婴儿清脆的哭声。

最终，一个9斤的大胖小子顺利出生，母子平安。没有侧切，没有肩难产，没有尿道损伤，唯一的损伤，仅仅是阴道壁擦破了一点儿皮。

我彻底折服了。我知道助产士们的接生技术好，没想到原来已经到了这种程度！

男女混住的产科战士们

就好像同样是在前线，海军陆战队员是登陆作战最前线的战士，助产士是在产房的最前线，她们的工作强度比产科医生还要大。这样的工作强度，让一个人连续工作一晚15个小时，是断然吃不消的。所以，助产士们是8小时值班制，下午4点到凌晨算前夜班，0点到早上8点是后夜班。她们就在白班、前夜班、后夜班这样的轮回中承担着身上的重担。因为连续上两个夜班，有的人为了能多点儿睡觉的时间，前一个夜班下班以后就不回家了，直接去值班室睡觉，睡到下一个夜班直接上班。

我们医院产科的值班室是很有特色的，那就是男女混住。一间值班室放四张上下铺，医生、助产士都在这里休息。医院之所以敢这么安排，不怕"出问题"，实在是因为大家都太清楚产科夜班的工作强度了，这样的工作强度下，大家没心思也没体力"出问题"。

不过呢，躺在值班室床上也不是马上就能睡着的，所以我有幸感受了一下男女混住的卧谈会。

"哎呀，腰疼死了！"说这话的是小青，一个"90后"助产士。

"你一小屁孩有什么腰啊。"我奚落道。

"鸡哥，你不知道啊，我是真的腰疼，椎间盘突出了啊！"

"真的假的啊？你一'90后'就椎间盘突出了！"

"当然是真的了，有时候腰疼得都不敢翻身。有次感觉两边屁股好像不对称了，就去查了一下，腰椎间盘突出啊！"

"你不知道我们现在上班时的常规装备吗？"作补充的是比小青大两岁的英子。

"你们上班还要戴什么装备？"

"当然要戴了！一个是弹力袜，一个就是腰绑带。上班的时候要是做记录还能坐一会儿，要是接生班的话，一个夜班下来根本没得坐，站得太久要静脉曲张了。绑个腰绑带可以给腰上加把劲儿，据说对椎间盘突出也有好处呢。"

"连续8个小时都没得歇着？"

"最忙的那几个月就是这样啊。是吧，玲玲姐，你当时还创纪录了呢。"

"只是我们组的纪录，还没到全科室纪录。"玲玲懒懒地说了一句。

"科室纪录是多少？"

"14 个。"

"一晚上 8 个小时接生 14 个？"我差点儿没从床上惊得掉下来。

"而且还是后半夜哦，0 点到 8 点，一个人接生 14 个。"听到我如此吃惊，玲玲补充了一句。

"那你的纪录是多少？"

"11 个。"

"我自己的纪录是一个夜班 15 个小时，开 6 台剖宫产，外加拉一把产钳，感觉还是不如你'惨烈'。你这一个夜班 11 个，接生下来有什么感觉？"

"也没什么感觉，就是开始还有点儿想尿尿，但是没工夫去。后米一直接生，竟然连尿意都没有了。"

"啊？你是不是膀胱麻痹了啊？"

"应该也不是，我怀疑被重新吸收了吧。"

"小便也能吸收啊！"

"反正浑身都是汗，而且一直在接生，肾上腺素狂分泌，小便应该也不会再生成多少了吧。"

"这倒是，小便都变成汗出来了，那你岂不是出了一身的小便，哈哈！"

"这不是经常的吗？我们接生时穿的手术服太闷了，一点儿都不透气，很容易就捂一身臭汗。你知道吗？我们护士长那里备着一次性内裤呢，就是专门供我们接生时被汗水或者羊水湿透的话替换用的。"

"你们护士长想得还真周到啊！"

"湿透的感觉太难受了啊！跟你透露一个秘密，我们还有助产士值接生班的时候不敢戴胸罩呢，因为不想被汗水湿身后两块海绵又湿又重的。"

"太劲爆了！你说的是谁啊？"

"这当然不能告诉你了！"

"哈哈哈，我知道是谁，我也不说。"这时候小青又接上话了。

"不过我觉得她也蛮可怜的，"小青接着说，"上次她值接生班，又赶上自己大姨妈，一边缝合一边痛经，后来我看她脸都白了，就上台替她缝了。"

"我觉得丽丽姐才可怜呢，"英子又搭上了腔，"那次听她说，她要来上夜班，女儿不让，她老公对女儿说妈妈是去给宝宝挣奶粉钱，他们女儿就哭着说不要妈妈走，她的奶粉已经够吃了。"

"睡啦睡啦，"玲玲打断了她们的话，"再说下去我也要想女儿了，已经一天没见了，想想还有一个夜班呢。快点睡吧！"

深夜，街上灯火阑珊，产房里却忙得热火朝天。产房门外，是焦急等候消息的产妇家人；而再远的地方，是默默陪伴与奉献的助产士的家人们。

7% 的侧切率与 100% 的灾难

这一章的最后，再给大家讲一个产房护士长的故事。

就像前面提到的，因为国内助产专业发展较慢，还没有独立的助产士体系，所以助产士被划归到护士序列。我们产房的护士长虽然职务是护士长，但其实是一位老助产士，她给我讲了一个 20 年前发生在她自己身上的故事，一个关于侧切的故事。

会阴侧切，可能是每个打算生孩子的女性都无法逃避的问题。前面也已经多次提到，这里就简单介绍一下。

讲侧切之前，先得说一说阴道分娩时的会阴裂伤。会阴裂伤，就是自阴道口下缘沿会阴体向肛门口裂开。根据文献报道，分娩时会阴裂伤的发生率很高，可能达到 95%，也就是说绝大多数人生孩子的时候都是会发生会阴裂伤的。

虽然生孩子难免会有裂伤，但裂伤也有严重程度上的区别。简单说一下会阴裂伤的分度：

1 度裂伤：最表浅，出血少，就好像手指头不小心划破点儿皮，这种情况不缝针都行；裂口长的话，简单缝几针就可以了。

2 度裂伤：比 1 度深一些，出血会比较多，可以到达会阴的肌层，但是肛门括约肌是完整的。需要缝针，但缝针主要是为了止血，盆底结构一般不会受影响。

3 度裂伤：这个比较麻烦，因为伤及肛门括约肌，如果不严密缝合的话，可能造成大便失禁。

4 度裂伤：达到直肠黏膜甚至穿破直肠，如果不严密缝合，会出现阴道直肠瘘，就是阴道和直肠相通，这就严重地影响生活质量了。

裂伤最多见的就是 1 度和 2 度裂伤，缝合之后不会有什么影响，3 度比较少见，4 度就非常少见了。

由于在分娩过程中会阴裂伤很常见，因此助产士在接生的时候，胎儿娩出之前的最主要工作就是保护会阴，尽量不出现 3 度、4 度裂伤。

会阴侧切就是在这个时候进行的。这是产科非常常见的手术，在国外也是产科最常见的手术之一。会阴侧切是自阴道口下缘，向侧下方剪开，可以扩大产道的出口，分散会阴体向下的张力，起到保护会阴的作用；缺点是会损伤部分肛提肌，疼痛会比较明显。不过这个疼痛不会持续多久，一般坐完月子也就好了，是不会影响以后的性生活的。

传统观点中，会阴侧切是避免严重裂伤的保护手段之一。虽然近些年来医学界对会阴侧切避免严重裂伤的作用产生了争议，但是，因为会阴侧切扩大了产道出口，可以缩短第二产程的时间，所以对一些胎儿较大或者有产科并发症的产妇来说，依旧是必需的过程。

网上有传言说平产的情况下，医生会不管三七二十一，都给做侧切，这显然是外行人拍脑袋臆想出来的。因为不管手术大小，毕竟是一次手术操作，要进行手术，就应该有相应的手术指征，也就是剪侧切的原因。这就要看助产士的判断了，如果助产士经过评估，认为以自己保护会阴的能力，即使不做侧切也不会造成严重裂伤，那么就完全可以不做侧切。

这样，即使是会阴裂伤到了 2 度，也就跟做侧切情况差不多；如果只是 1 度裂伤就更好了，比侧切损伤还小，那么不做侧切也是值得的。

不过，这里的"评估"一词还是很微妙的。要评估什么呢？包括会阴条件，估计胎儿体重，估计自己的会阴保护能力，等等。评估是非常主观的，即使是有二三十年经验的专业产科医生，在评估胎儿体重时，也可能会有比较大的偏差。那么，如果经过评估，本以为不会有严重损伤，没有做侧切，结果出现了严重后果，比方说出现了无法缝合的 3 度裂伤甚至 4 度裂伤，那么助产士就会被质疑是不是因为过于自信而犯下了主观过失，事件也有可能会被定性为医疗事故。而如果做了侧切，即使出现了 3 度裂伤，这也属于因医学局限性而无法避免的损害，因为助产士是完全按照医疗原则处理的，所以助产士是没有过失的。

再说得直白点，就是如果不做侧切，就是助产士和产妇一起担风险；而做了侧切，助产士就不用承担这方面的风险了。

这个时候，你会怎么做？

20 年前，我们的产房护士长还是个年轻的助产士。有一次上台接生，那个产妇不停地大喊"不要给我剪侧切"，甚至几近哀求。护士长当时一不忍心，没有剪。结果产妇突然一阵猛力，孩子一下子生出来了。这时候再去检查会阴——3 度裂伤！

护士长说，她当时腿就软了，自己根本都站不住了，是别人扶她坐到凳子上的。

之后就是赶紧叫医生过来进行 3 度裂伤的缝合。其实，如果 3 度裂伤缝合得好，对以后生活没有什么影响的话，也不是什么太大的事。当时那位产妇就是这样，虽然 3 度裂伤，但是缝合良好，没过多久就出院了。

在患者那里，这事就已经完结了；但是在护士长那里，这件事还远没有结束。

护士长说，医院里对她这件事进行了讨论，这件事虽然不是医疗事故，但是也被医院里定为一般医疗差错。她被要求写一份深刻的检查，扣发半年津贴，推迟一年晋升职称。

她说，这件事之后，她经常晚上做噩梦梦到 3 度裂伤，然后在深夜惊醒。在一段时间里，她都不敢接生了。

于是很多人都来安慰她，当时她的护士长也暂时没有给她排接生班，安慰她说这属于技术差错，不是责任差错，大家相信她的责任心。当时她的老公在异地，也天天写信劝她，后来还请假赶回杭州陪她。

护士长说，其实医院的处分事小，更难熬的，是当时的焦虑、无望和孤独，她甚至不想再继续做下去了。

"那你后来碰上什么事，又让你坚持下去了呢？"我问护士长。

"又不是励志小说，经历了什么事情之后就又坚持下去了。没经历什么，这就是我选择的一份工作，要获得迎接生命时的喜悦，就要敢去面对 3 度裂伤这样的痛苦。"

"那你后来怎么又敢去接生了呢？你是怎么缓过来的？"

"哈哈，怎么缓过来的？"护士长笑了，"被迫缓过来的啊！那么多产妇就躺在那里等着你去接生，你要再犹豫就太矫情了吧，想到这里就直接上台了啊！"

听到这里，我心中暗生敬佩——是条"汉子"！

"那你后来都要剪侧切吗？"我还是多问了一句。

"是的，开始一段时间，我的侧切率确实是高起来了。我心里有阴影，真的是怕啊。但是后来我觉得我不能一直在那个阴影里，不然我就永远都不能提高了，所以我的侧切率又降下来了。只有你敢不剪侧切，你的水平才能得到提高。"

每个人都会被内心的恐惧吓倒，都会有自我保护的本能；但同时，很多人也有一种超越自我、追求卓越的进取之心。当你看到足球场上曾经罚失点球的球员又主动站到点球点前,用重新射进一记点球来宣告自己不服输的韧劲时,我们知道,他其实也完成了对自己的一次救赎。

听说我们产房的这群助产士,去年的侧切率只有不到30%,侧切率最低的一位只有不到7%。每个助产士在职业生涯中,都可能面对会阴3度裂伤之痛,但是她们身上体现出的不肯低头的精神,映衬出了人性的光辉。

这群现代的接生婆们!

TIPS —⋀—

● 其实,产科医生一般是不接生的,通常情况下接生的都是助产士。因为怀孕分娩本来就像吃饭睡觉一样,是一个生理过程,你见谁吃饭的时候还得有个医生专门陪在旁边?所以,如果是一个健康孕妇正常的怀孕分娩,是不需要医生出场的。

● 和医生需要对全部的人体健康知识有所了解不同,助产士们只需要专注于女性生孩子这一件事就够了,所以,她们的专注度更加高,在技术、心理、精神等各方面提供的服务也更加到位,可以更好地满足产妇分娩过程中的各种需求。

● 对于比较轻微的出血,人体内是有充足的凝血物质来应对的;

但是如果发生了大出血，造成凝血物质的大量丢失，就会影响凝血功能，从而进一步加剧出血，形成恶性循环。这在医学上被称为 DIC，翻译过来叫作弥漫性血管内凝血，这是非常危急的一种状况。如果不能及时处理，很快就会演变为失血性休克，直至死亡。

● 羊水栓塞的临床表现多种多样，等到各种典型的临床表现都出现，足够支持诊断了，那时候也已经晚了。很多时候，羊水栓塞的起病毫无征兆，在医生还没反应过来的时候，病人已经失去抢救时机了。

● 在医学上，体重超过 4 千克的胎儿都被称为巨大儿。因为胎儿过大，所以在分娩的过程中，容易导致产程停滞而不得不进行剖宫产手术。而如果最终阴道分娩了，发生肩难产的风险也比较高。

● 肩难产通俗点说就是分娩时宝宝的头出来了，但是肩膀被卡住了。这对母子双方来说都有巨大风险。对产妇来说，产道裂伤的风险大大增加；而对宝宝来说影响更大，可能会导致宝宝锁骨骨折、臂神经损伤，还可能造成颅内出血、窒息，甚至死亡。而且肩难产发生之前可能毫无征兆，可能之前的产程都进展得很顺利，到最后却发生了肩难产。总之，肩难产让人完全无法预测。

● 会阴侧切是产科非常常见的手术，在国外也是产科最常见的手术之一。会阴侧切是自阴道口下缘，向侧下方剪开，可以扩大产道的出口，分散会阴体向下的张力，起到保护会阴的作用；缺点是会损伤部分肛提肌，疼痛会比较明显。不过这个疼痛不会持续多久，一般坐完月子也就好了，是不会影响以后的性生活的。

CHAPTER
03

医生也是普通人，医生也要生孩子

没过多长时间，春嫂竟然有了轻微的便意。急诊室的同事们当然不敢怠慢，迅速把春嫂扶到产床上，做了阴道检查。那一次，春嫂解了她人生中最高规格的一次大便：由专业妇产科医生全程护送，120 救护车紧急转运到急诊室，医务人员严阵以待、充分检查之后的一次大便！

我曾经不止一次提到过我学医的原因，这原因完全不似悬壶济世、造福人类那么崇高，仅仅是因为我们家里没有医生，而在我高三的时候，我的母亲被查出患了胃癌，我觉得以后要是做了医生，就可以更好地照顾她，照顾我的其他亲人了。我想，这应该也是很多人对医生的普遍看法。就好像我们普遍认为杀猪的屠户家里不愁吃肉，种菜的菜农家里不乏新鲜蔬菜一样，医生的家人也应该是近水楼台，身体保健肯定很到位，就算是得了病，治疗起来应该也是很方便的。

很多时候确实如此。

比方说，家里有个医生，就好比门上贴了门神，各种养生谣言这样的"小鬼"也就比较难兴风作浪。我妈平时在家，上网"偷菜"之余，常会把从网上看来的东西拿来向我求证：喝牛奶是不是会致癌啊？用微波炉加热是不是会致癌啊？用手机是不是会致癌啊？当然了，绝不仅限于此，有时也会问 ×× 和 ×× 能不能搭配在一起吃之类的问题。总的来说，向我核实之后，她会生活得更轻松些。

另外，我及时扭转了一位亲戚"癌症其实可以治愈，放化疗才是谋财害命"的想法，使其不至于耽误了病情。

其实也不限于日常的辟谣，真的有家人生病了，虽然不一定和我所学专业有关，但我有大学同学啊，抓起电话一通询问，心里也就有底了。然后去医院该做啥检查做啥检查，该用啥药用啥药，该做啥手术做啥手术。

不过，得病这样的事情，毕竟不是普通人一定会遇到的，大多数人还是健健康康地过着幸福快乐的生活，所以也不是所有专科医生都能在家里感受到"存在感"。而对于产科医生来说，就算你是个健康的人，恐怕也要面临自己或者自己的爱人生孩子的情况。

有次我们一群大学同学聚会，说起各自的分娩经历，结果发现，作为医生的我们，竟然有一半的人生孩子经历了各种坎坷不顺。比如我大学 7 年的室友豪哥，现在是麻醉科医生，他太太生孩子，第二产程用力生了快三个小时，人已经虚脱了，最后是我给拉的产钳；比如有两个同学的孩子是早产儿，其中一个因为湿肺伴呼吸衰竭，宝宝一出生就上了呼吸机；再比如，我太太剖宫产术后的大出血抢救。

医生不过是种职业，做医生不等于就有了疾病豁免权。疾病面前，人人平等。就算你是专业的医生，自己生孩子的时候，该经历的苦也得经历，该忍受的痛也得忍受。

在这一章里，我就跟大家说说医生们自己生孩子的事儿。

病人都不容易

现代医学分科越来越细，就凭读医学院时的那点儿知识，是没法解决不同专科的问题的。所以，虽然是医生，但也只是有更好的医学素养，了解基本的医学原则，如果不是妇产科专业的，那么在专业知识方面可能并不比患者多多少。就好像我的女儿如果身体有点儿问题，我要咨询我的儿科同学一样，其他专科的医生怀孕生孩子了，我就成了她们咨询的对象。

先说一个非妇产科专业医生的经历。

小周是肿瘤科医生，是我研究生阶段的同学，找我咨询的时候已经怀孕 31 周了。

"我现在才 31 周，做了个 B 超，双顶径已经 8.5 厘米了。前两天找刘华问了下，她又去找了你们一个更高年资的医生打听，说是建议做个磁共振检查。你再帮我看下 B 超报告，是不是一定要做啊？我现在担心死了。"

刘华也是我们的同学，也是妇产科专业的，和我在一家医院工作。小周找她打听情况，她还要再找其他人咨询，看来情况是有点儿复杂。

小周把她孕期所有的 B 超报告单都用微信发给我，我一张一张地看过来，好像除了胎儿双顶径比较大之外，其他也没有什么异常。

"刘华说建议你做磁共振检查？"我对这个建议不是很支持。

"她开始觉得没啥问题，保险起见，又去咨询了你们医院一个更高年资的医生，然后他说建议磁共振。"

"啊？她又咨询的谁啊？"

"好像是一个叫春哥的医生吧，听她讲起来，临床应该做得挺好的。"

"什么？春哥建议你做磁共振？"我对春哥的临床判断是很信任的，只是他这次的建议我不太同意。

"但是你现在的情况，没有做磁共振的指征啊，我觉得你可以过段时间再复查一下。"

"啊？你们两个人的意见怎么还不一样啊？那我听谁的好！"

"我还是打电话问下春哥是怎么考虑的吧。"为了把事情搞清楚，我直接给春哥打了个电话。

我之所以对"建议"这个词特别敏感，是因为当医生给出一个医疗建议的时候，通常都是很慎重的。我们知道医学充满了不确定性，而且我们对医学领域的很多问题都知之甚少，很多时候做出一个医学处理，但结局怎么样，可能并不是那么确定。而如果医生给出的是一个建议，那么说明根据现有的医学水平，这样的处理对于患者来说是益处大于损害的。也就是说，当医生把某种医学措施作为建议提出来时，他是有足够的证据证明这么做对患者是有利的；否则，他可能仅仅只提供了一个可供选择的选项。

因此，"建议"这个词从医生嘴里说出来，分量还是蛮重的。

电话拨通，我先简单把小周的情况说了一下，然后说："我看过她孕期的 B 超报告，B 超并没有提示胎儿脑实质有什么异常，只是双顶径偏大。在 B 超没有提示异常的情况下，应该没有建议做磁共振的指征吧？"

"是啊，我也没建议她做磁共振啊。"春哥被我问得一头雾水。

"啊？她说刘华向你咨询，你建议再做磁共振检查。"

"这个家伙，传话都传不好！我是看胎儿双顶径明显偏大，所以建议做一个 B 超，测量一下胎儿的头围和腹围。刘华又问我还有什么其他更好的检查手段吗，我说看胎儿颅脑情况，除了 B 超恐怕就只有磁共振了。"

这下弄明白了。其实春哥的想法和我的差不多，都是觉得可以再观察一下，过段时间复查。只不过刘华多问了句还有什么其他检查手段，所以才引出了磁共振检查这一说。看来是刘华传话没传到位。

"唉，是我理解有问题。"听完我的解释，小周说，"我刚看了刘华给我的微信，确实不是建议我做磁共振。不过之前我问刘华，胎儿脑袋过大都有哪些可能，会引起哪些后果，她跟我讲了一下，搞得我心里有点儿发慌了。然后看到她提到磁共振检查，潜意识里就觉得应该要做一下。"

"哎呀，你自己还是做医生的呢，也紧张成这样了。"

"我现在不是医生，我就是个病人。病人真是不容易啊！"

随后，我看到小周在朋友圈里发了这么一句话：

"做病人真的很可怜。"

以目前国内的情况，基层医院的医疗质量让人不太放心，于是大家都往大医院跑，大医院里就人满为患了。因为受不了去大医院看病的各种麻烦，很多患者都是到了忍无可忍的时候才会到医院去，到那时，病况可能已经比较严重了。于是各种治疗方案就会比较复杂，让人难以抉择，也就难免想多咨询几个医生，听听意见。这时候问题就来了——不同的医生给的建议可能不一样。真是越问越乱。

因为医学的各种不确定性，对于同一种疾病，不同的医生可能有不同的理解，也就难免提出不同的医学建议。还有的时候，其实医生给出的方案可能是相近的，但是因为表述上的不同，以及患者自身理解的差异，患者最终的理解也不同。就像小周那样，面对一些和自身健康相关的问题，难免产生焦虑情绪，理解和判断也容易受到影响。

即使你是一个医生，当事情真的摊到自己头上了，可能也会慌了神。所以，做病人真的是不容易！

有时治愈，常常帮助，总是安慰

其实妇产科医生怀孕，就是事情真的摊到自己头上了，想躲都躲不开。

比如我们的"产钳王子"春哥，在他还没有成为"王子"，还是个年轻医生的时候，也经历过一次窘事。

那时候春嫂怀孕到了孕后期，有天晚上吃完饭，春嫂不停地抱怨肚子不舒服，隐隐地有点儿痛。开始，春哥以为是吃坏肚子了，可是听春嫂描述是阵发性的下腹痛，春哥凭着他职业的敏感性，觉得有点儿不妙——难道要早产？果然，没过多长时间，春嫂竟然有了轻微的便意。春哥当时就紧张了——完了，这是真的要早产啊！可不能生在家里啊！虽然他那时候已经会接生了，但家里哪有各种无菌器械啊。更关键的是，当时孕周太小，早产儿需要立刻有新生儿医生进行抢救复苏，否则很难存活——得赶紧上医院啊！

于是，春哥让春嫂尽量慢慢深吸气，张嘴哈气，不要用力，同时赶紧拨打 120 叫救护车。很快，120 把春哥和春嫂拉到我们医院急诊室，这时候，春嫂的便意已经越来越强了。

急诊室的同事们当然不敢怠慢，迅速把春嫂扶到产床上，做了阴道检查：咦？宫口还一点儿没开呢！再摸摸肚子，哪有什么宫缩啊！春嫂她是真的要解大便啦。顿时，急诊室里笑翻了天。

那一次，春嫂解了她人生中最高规格的一次大便：由专业妇产科医生全程护送，120救护车紧急转运到急诊室，医务人员严阵以待、充分检查之后的一次大便！

从此，120护送春嫂解大便的事迹就成为我们医院一个经久不衰的段子。事后大家问春嫂，肚子痛是像来月经那样的吗？"哪有啊，就是有点儿绞痛，像是要拉肚子了。"春嫂也很无辜，她其实就是想解个大便而已，本没想搞得如此烦琐。

春哥就更不好意思了："真是的，平时产房里这样的病人碰得太多，当时就顾着紧张了，怎么就没摸一摸宫缩呢？唉！这事儿啊，要是真落到自己头上，还真是慌了神了。"

再比如说刘华，她在帮小周咨询的时候，自己也怀着孕呢。刘华早孕期时有过阴道流血、下腹坠胀这样的先兆流产症状，吃了一个多礼拜孕激素保胎，才发现原来是因为息肉。而对于息肉引起的阴道流血，吃孕激素保胎其实是无效的。我对她说："亏你还是妇产科医生，居然吃孕激素保胎！"

她倒是也不辩解，反问我："我记得你太太怀孕的时候好像也吃过孕激素吧？"

"她最多也就吃了三天，就不吃了。"我还想辩解一下。

"哦，那是为什么吃啊？"

"抽血复查孕激素水平下降。"

"亏你还是妇产科医生，居然怀孕以后常规抽血查孕激素！"

终于还是让她讨回来了。这回我无话可说。

相关诊治指南上确实是说早孕期如果有流产症状，真正可以通过孕激素治疗的可能性低于5%，所以不建议常规服用孕激素保胎。而且由于人群血液中测得的孕激素差异太大，没有一个可供参考的正常值，所以除非有特殊情况，否则不建议怀孕以后常规检测孕激素含量。

从指南来看，刘华一有症状就不分青红皂白吃孕激素，显然是太不理性了；但我太太怀孕的时候不光吃过孕激素，还常规抽血检查，我也太不理性了。

其实，在我太太怀孕之前，有人找我咨询或者看门诊，我都会按照指南给出建议——没必要检查孕激素，没必要吃药保胎。那我为什么还让我太太抽血检查呢？因为我们不避孕了小半年才怀上，虽然这是很正常的现象，但是在我太太看来，这次怀孕相当不易，怀上以后宝贝得不得了，稍微有点儿不舒服就疑神疑鬼，焦虑得不行，所以我就给她做了孕激素检查，还吃了药。

当然，你可以说那叫"安慰剂"。这说明，事儿如果真的发生在自己身上，我就变得不太理性了。

其实，也不能简单地说我和刘华都变得不理性了，只能说医学真的不能那么教条。

随着医学的发展，各种临床研究为我们提供了大量资料，我们有很多指南、规范、专家共识来指导我们的临床工作。从这些资料中我们可以知道，怎样做患者获益可能是最大的，怎样做其实是没什么用处的，怎样做其实是要冒比较大风险的。我们根据这些指南规范来向患者给出我们的建议。

但是你有没有发现，有时候我们医生给出的建议会和患者的意愿相违背？

可能冷静理性的你会认为，就算是相违背，患者最好还是听医生的话，毕竟那是专业的建议；而医生违背患者意愿的决定，其实是对自己专业的坚持，是理性客观的表现。

我不否认这一点，只是想提醒一下，医生对自己专业的坚持，可能并没有解决患者的问题。你作为医生的理性客观，可能只是因为你自己没有体会到那份痛苦和焦虑；而如果这事发生在你自己身上，恐怕你也一样。

有人说，医生应该保持冷静，甚至是冷酷，才能做出更加客观专业的判断；太多情绪化的东西会影响人的决策。我承认大多数情况确实如此，但有的时候，冷静理性不一定就能完全解决问题。你作为医生展现出的理性、冷静、客观，可能仅仅是给自己一个心理上的安慰——喏，你看，我坚持了医生的专业精神，做了作为医生该做的一切。然而，这样一个给自己的安慰，可能并不能很好地帮到你的病人。

比如前面说到的保胎，如果你足够专业冷静的话，可以明确建议不用保胎，如果真的流产也就算了，因为那很可能是一个不健康的胚胎，而且就算吃孕激素，也不见得有效果。但是这样的建议对于患者的焦虑情绪毫无帮助，她们无法接受自己辛苦怀上孩子却要面临流产的危险，无法接受自己的孩子正身处危境而自己竟然不做任何努力。就算你告诉她胚胎可能会不健康，她们的内心也还是放不下——如果他是健康的呢？我就这么眼睁睁看着他流掉吗？即使你告诉她，就算吃了药可能也没什么效果，她还是会想，万一药真的有效我就这么放弃了岂不是不可饶恕！

关于早孕流产保胎的问题，指南和教科书上不仅说明了大多数情况没有吃孕激素保胎的必要，而且也强调了要充分沟通告知。这里的沟通其实挺不容易的，不是你说一句"我理解你的感受"这么简单。电影《亲爱的》里，张国强扮演郝蕾所饰角色的现任丈夫，对她说："我理解你现在的心情。"被她当场驳斥："你不理解！"是的，没有那种经历的人，真的不能理解那种感受，你只能去想象，最多试着去感受，但是你没法真正理解体会。同样地，因为身体不适而前来就诊的患者，他们的心情如何，作为医生，如果你没有亲自体验过，恐怕真的很难理解。

可能有时候你会觉得某位病人很难沟通，甚至可以说是无理取闹，很极端，很不配合。或许这里面真的有他性格的原因；但又或许，如果你遭遇相同的处境，你也同样难以自处。

大家都是常人，不要把自己想象得太过彪悍。

所以，作为医生，其实你真的有必要做点儿什么；就算你心里很清楚医学的无力，你也有必要做点儿什么。

特鲁多的墓志铭大家都耳熟能详："有时治愈，常常帮助，总是安慰。"大家倾向于把它理解为对医学局限性的描述，告诉大家医学其实并没有想象中那么厉害，它可以治愈的情况其实是很有限的，而实际上不过总是在安慰而已。

要知道，安慰其实并不简单。它不仅仅是一些安慰的话，一些抚慰的动作，可能还伴随一些医学相关的决策。医生的安慰，甚至可能是给你吃些药。所以，这就要求医生更加深刻地理解究竟哪些做法会对患者有害。我们在安慰的时候，就算实际上没有明显的治疗效果，也应该把无害作为安慰的底线。

不过我想，恐怕还有另一个层面的意思在里面，那就是告诫医生不要太过自负。你所坚持的那些医学专业教条，其实只有较少的机会可以真正治愈你的病人。

由于对医学的误解，很多人把医学想得太机械化、太教条化，就连一些医学生也觉得有了指南、有了文献，只要按那上面说的做就好了，医学问题好像就简单起来了。甚至有人会觉得，将来计算机和网络足够发达，就可以代替医生了。但是我要说，医学是针对人的学问，它不仅仅要解决躯体上的不适，还要顾及人的思想。只要人类还是有思想的动物，那么人的问题就还需要人来解决。

分娩之痛

助产士是产房的主力军，是和产妇接触最多的人，她们自然也对分娩有着自己的理解。比如她们知道分娩时阵痛的剧烈，早就做好了心理准备；她们知道产程过程中如何调节自己的呼吸，如何积蓄体力在第二产程中迸发；她们知道如何避免一些错误的做法，比如大喊大叫，以及过早用力屏气。这些她们都知道，而且做好了充分的准备，以让自己经历一个顺利美好的分娩过程。

只不过，这些都是助产士在非分娩期的认识。等到真的来到产房——不是来上班，而是躺到产床上分娩——一切可能就都不一样了。

玲玲也算是资深助产士了，在前一章里大家也见识过她的高超技术。不过她生孩子时候的表现，可不像她的专业技术那么出色。

玲玲是后半夜宫缩发动的，宫口开了 2 厘米时进入产房。早上我到产房查房的时候，她正乐呵呵地坐在待产室的分娩球上，一边一上一下地弹着，一边迎接一个个来上班的同事。

"今天来得这么早啊！不过我比你们都早！哈哈。"

"后半夜开始痛的，不过还是能忍的嘛，呼……呼……"她一边说着，一边呼着气来应对一阵袭来的宫缩。

"你看上去状态还挺不错的嘛！没那么疼？"我也和玲玲打了个招呼。

"谁说不疼了，是我比较坚强！哼哼。"

"哎哟，可以啊！待会儿要不要打分娩镇痛啊？"

"先不打，我倒要看看这个痛能到什么程度！"看来玲玲已经做好了充分准备，要好好会一会这个传说中恐怖的分娩疼痛了。

因为玲玲怀孕期间一直在正常上班，每天在产房跑来跑去，活动量不小，也在严格控制饮食，再加上进入产程之后的积极应对，玲玲的产程进展很顺利，产门一点儿一点儿地打开，胎儿一点儿一点儿地下来。当然，宫缩也越来越剧烈了。

这时候，玲玲的脸上已经完全看不到轻松的笑容了。宫缩的间隔越来越短，持续的时间越来越长，每次宫缩来袭，她都要捂着肚子皱着眉头拼命地吸气呼气。她已经一句话也不愿多说了。

"不行了，我受不了了，我要打无痛！"玲玲说这话的时候，下嘴唇已经被咬白了。

"不打算再忍一忍了？"同一个小组的助产士还在和她开玩笑。

"我忍不了了，我要打无痛！"玲玲的表情已经不只是严肃了，简直就是痛苦。

大家知道她真的熬不住了，便开始做分娩镇痛前的准备。

分娩镇痛不是说打就能马上打的，麻醉前需要开通静脉通路，做胎心监护，评估胎儿情况，而且麻醉医生也不是 24 小时都候在旁边的，需要等麻醉医生做好准备。这些都需要时间。

在做出分娩镇痛的要求之后，玲玲就彻底放弃了对疼痛的抵抗。她就像一个手无寸铁的孩子，面对装备精良的部队大举压境，她能做的，就是祈祷这支侵略军的肆虐尽快过去，好让她有片刻的休息。侵略军恣意袭扰的时间间隔越来越短，持续时间却越来越长，同时也越来越肆无忌惮。宫缩来袭的时候，玲玲已经控制不了自己的呼吸，只能捂着肚子带着哭腔地重复一句话："为什么还不能打无痛？为什么还不能打无痛？"

后来她回忆说，等待打无痛的时间虽然并不长，但是她当时的感觉就像是过了一辈子。

分娩镇痛麻醉又被称为无痛分娩，就是在脊椎上打麻药，从而起到镇痛的效果。麻醉操作和麻醉药物与剖宫产麻醉是一样的，只是药物浓度低很多，产妇打完麻醉还可以下床走动，但是疼痛会大大缓解。玲玲打完麻醉之后，很快恢复了之前的平静。

"唉，知道会痛，但没想到会这么痛，本来还以为可以不用打无痛呢，还是没熬住！"说这话的时候，玲玲还有点儿不好意思。

"真的有那么痛啊？"旁边还没有生过孩子的助产士也有点儿被吓到了。

"真的是痛。之前看了这么多产妇，看到她们那么痛苦地忍着宫缩，有的疼得像发了疯一样。我以前还不能理解，觉得她们怎么那么夸张，甚至完全失去了理性，可以用歇斯底里来形容了。我自己经历过之后才知道，真的是痛！感觉痛得要疯掉了。"

"是啊，玲玲姐，我也是看你痛成那样才觉得可怕的。本来我以为你肯定知道该怎么处理宫缩阵痛，没想到你也会像其他产妇一样，我是说那种痛苦的样子。"

"这还真是生过才能有的体会啊！以后还得对产妇们再好一点儿，她们真的是太痛苦了。"

"哈哈，你现在就是产妇啊，我就先对你好一点儿吧！"

经历过疼痛的煎熬，玲玲已经没有力气一起笑了。

接下来就是宫口开全的第二产程了。

玲玲不知道给多少产妇指导过用力方向，解释过用力技巧，等到自己生，她却找不到感觉了，足足用力屏气了将近三个小时。在旁边鼓劲的助产士说："玲玲姐，你得抓紧时间加油啊，要不然得叫鸡哥来给你拉产钳啦！"

"就算拉产钳，也得给我叫个女医生来！"倒不是性别歧视，玲玲只是觉得跟医生相熟会更尴尬。

"妇产科男医生"，这样的称谓本身就充满了噱头。世俗对这个角色充满了各种猜测和想象，比如妇产科男医生是更加温柔还是就是"娘炮"，是会有性功能障碍还是大多是同性恋，诸如此类。

而相较妇科，产科的患者对男医生的接受度更高些。

其实呢，妇产科男医生和其他科室的男医生一样，有自己的生活，也有自己的性生活，同样也有自己喜欢的异性类型。妇产科医生只是一个职业、一份工作，就好像你不能因为一个演员演了杀人犯，就认为他在生活中也同样残忍。社会中的人是要在不同时间扮演不同角色的，生活和职业是两码事。

当然了，也不能说完全不受影响。比如妇产科医生在面对他的病人时，之所以可以非常职业地完成他的工作，很大程度上是因为他会对他的工作对象"去个体化"。也就是说，医生面对的患者虽然有自己的姓名，有自己的家庭，有自己的职业，但是在医生眼里，她只是一位女性。很多人说男人是用下半身思考的动物，这显然是一种夸张的说法，男人毕竟不是禽兽，他还是具备人类应有的属性的，他的情感总是建立在对方具有一定个性化特点的基础上的。所以，当面对的对象已经被去个体化的时候，妇产科男医生的职业和生活就被明显地分割开来了。

不过，如果妇产科男医生面对的病人恰好是自己的熟人，去个体化的过程可能就不是那么方便了。毕竟大家都认识，之前有过职业以外的交往，那么要把对方仅仅视为一个女性，可能就有点儿困难。所以，对于自己的同事，除非有紧急情况，男医生们还是会有所回避的。

玲玲第二产程的分娩过程虽然进展得比较缓慢，但她最终还是自己生出来了。

玲玲这还算运气好的，虽然该痛的也痛了，但毕竟最后顺利分娩。我们一个同事的太太，辛辛苦苦忙活了大半夜，宫口都开全了，还是没生出来，最后还是做了剖宫产。

因为骨盆的形状不规则，胎儿的小脑袋往往不是正圆形，在产妇分娩的过程中，胎儿的小脑袋会在产道里旋转，他尽量以自己脑袋最小的径线通过骨盆的狭窄区域。而骨盆最窄的位置就是中骨盆，也就是骨盆的中间一段。骨盆入口和出口的地方，都可以通过身体外的测量获得一些近似数据，以此来评估大小。但骨盆中间的一段实在是没有小法测量，而且中骨盆往往不规则，每个人中骨盆的狭窄程度还不一样。所以，中骨盆就像是分娩过程中的暗礁。有可能产程刚开始的时候还顺风顺水，但就是在宝宝途经中骨盆的时候，胎头位置恰好没有转好，往外推的宫缩力量又不够，于是就生不出来。

不过医生也不会一遇到产程进展受阻就马上放弃努力。因为胎儿的颅骨比成人多好几块，每块骨头之间的连接都有一定的活动度，所以胎儿在通过产道的时候，可以通过颅骨之间位置微小的变化来适应产道。如果宫缩好起来了，胎头位置转得正了，胎头再挤一挤，没准也就通过了。因此生孩子的过程是走一步看一步，不到最后时刻，医生也不愿放弃。

我那位同事的太太就是这样，一直等到宫口开全，胎头还是没有通过中骨盆，所以只好剖宫产。这在临床上倒也不是什么天大的事，但是在他太太看来，实在觉得没法接受——生孩子的痛承受了，剖宫产的痛也没逃掉，这个老公太没用了！他的岳父看着自己的宝贝女儿由生转剖，受了两茬罪，也是忍不了了，在医院里就数落起我那同事了，而且这数落延续了一个月，让他一直觉得抬不起头来。

后来我那同事说，他要是早知道孩子生不出来，怎么可能这么折腾自己的太太，可是他又不是神仙，哪有那个前后眼。

生孩子这件事，没痛过的人都能分析得一套一套的，剖宫产的风险利弊也都弄得挺清楚。真的痛过了，经历过了，那个时候你想的就不是那么回事儿了。所以，玲玲在生好之后说，幸好她分娩的全过程都有同事照顾；如果在经历剧痛的同时，面对的还是一个个陌生的医生、助产士，心里肯定会产生很强烈的无助感。很多产妇分娩的时候到处托关系跟产房里"打招呼"，倒不是想要什么特殊照顾，只是想让眼前有那么一个可以称得上相熟的人，让心里能有点儿着落。玲玲觉得，分娩恐怕是一个女人一生中最脆弱的时候。

别把产后抑郁不当回事儿

玲玲休完产假回来，是差不多四个月以后。生完孩子这么短时间就来上班，倒不是因为她工作有多拼，实在是因为产房人手不够，批不出那么长的假期。

玲玲再次回到产房，让人觉得她好像突然变了一个人，最大的变化就是她的话明显多起来了。比如孩子如何难带，老公做事如何笨拙，婆媳关系如何难处。用她自己的话说，憋了四个月了，得好好地吐吐苦水。和带孩子相比，生孩子那点儿痛苦根本都不是个事儿！

"月子里我都得抑郁症了！"

"这么严重？"

"真的是很痛苦，觉得什么都不顺心，经常会哭，晚上睡不着觉，还要喂孩子，我觉得自己都要崩溃了。"

"啊？那你怎么办？"

"怎么办？吃安眠药啊。不睡觉可不行啊！而且一片两片都不管用。"

"安眠药都不管用了？我是吃过安眠药的，感觉药力太猛了，一片能睡 24 小时！"我想起了自己当初的经历。

"你吃安眠药干吗？"

"我也没想吃啊，是被下药了啊！"

"啊？你被下药了？谁给你下药？"

"我太太。"

这是好几年前的事了，我太太睡不着觉，就配了几片舒乐安定。结果她吃了一片就睡了一天，中间怎么叫都不起床，饭也不吃。后来她起床了，我说你也太懒了，没见过这么赖床的。她说是安眠药的原因。我说：安眠药哪有那么猛啊，你这口服一片药才2毫克，我们产妇分娩过程中的用药量都是10毫克，而且还是静脉推注，也没见哪个产妇睡这么久，最多睡俩小时就疼醒睡不着了。她被我说得很不服气，于是就偷偷地在我的水里放了一片，无色无味！喝了之后，我起身上厕所，还没有走出卧室，就栽倒在床上睡着了，一睡就是24小时！等我完全醒了之后，我太太说：你现在知道这个药有没有那么猛了吧！

听完我的经历，大家都笑了。玲玲说："对，就是这个舒乐安定，药品名艾司唑仑，我吃的就是这个药。我吃过10片，也睡了很久。"

大家都惊住了："这么多？！"

"一两片真的没用啊！产妇用那么大剂量不也没睡多久嘛，她们是真的疼啊。"

"但是10片会不会太多了？"

"是挺多的，有时候我都想再多吃点儿，不要醒过来了。"

"你是真的抑郁了。"

"当时我真怕好不起来了。"

"现在怎么样？"

"现在已经好起来了。后来慢慢地自己就调整过来了。现在就是太久看不到孩子会想。"

产后抑郁其实是很常见的一种现象，倒不是说有很多人得了抑郁症，而是由于产后激素水平波动，初为人母时要应对各种突如其来的事件，很多新妈妈感到措手不及。面对分娩时的剧痛，很多没有做好充分准备的产妇会因为痛而要求做剖宫产手术，这其实是一种逃避。而产后要面对的各种事情，你是无法逃避的，你不能逃避带孩子，不能逃避和家人相处，再苦再痛也要直面。所以玲玲说，和带孩子比起来，生孩子的痛就不算个事儿了。

正是这些生理上和生活上的巨大变化，很容易使产妇产生抑郁情绪。如果调整不理想，会进一步加剧，发展成比较严重的抑郁症。所以，作为产妇，应该提前做好准备，并且做出积极的心理调适；作为家属，应该给予产妇积极的情感支持和家庭支持，帮助产后的妈妈们度过这一特殊时期。

除了要意识到产后抑郁这种现象，更进一步的，这里再讲一下对产妇给予心理支持的方式。可能有人觉得，既然是心情不好，那就多劝两句，多安慰安慰吧；而至于安慰的结果，那就不是自己能保证的了。实际上，这样的安慰和劝说，对处于抑郁中的产妇来说，可能帮助并不大。与其说是安慰产妇，不如说是安慰了安慰者本人——让他觉得自己起码为产妇做了些什么，良心上可以过意得去，以让他摆脱那种面对一位身陷抑郁的产妇时所怀的焦虑感。这样的安慰或者劝说，其实不是最好的支持方式。如果你身边有产妇正处于抑郁状态，那么最好的方式就是陪伴。当她需要倾诉的时候，你来聆听；当她需要开导的时候，你来安慰；当她需要休息的时候，你保持安静。让产妇感受到，虽然她正面对很多突如其来的变化，但是她并非独行，你会与她同在。这才是对她心理上最好的支持。

爱即是陪伴，陪伴即是爱。

我的陪产经历

这一章的最后，我要讲一下我女儿的出生经历了。

我太太怀孕生孩子可谓经历了千辛万苦。在怀孕三个月的时候，就发现肝功能损伤，用尽了各种治疗方法，肝酶指标还是噌噌地往上涨，最高涨到接近正常值的 10 倍。早孕筛查高危、妊娠期糖尿病、羊水过多。总之，整个怀孕过程，就是在给她上一堂生动的高危妊娠课。她在孕期里最常做的，就是瞪大眼睛，吃惊地说：

"啊？还有这种毛病！"

而这一切的不顺利，在分娩的那一刻达到顶峰——产后大出血！

既然这本书重点讲产房里的故事，那我就只说在产房 ICU（重症监护室）抢救时的事吧。

我太太做了急诊剖宫产手术，当时的主刀是霍主任，我做助手。

至少在我看来，这样的手术人员组合，让我对手术操作的质量满怀信心。结果术中我太太的宫缩就不理想，出血偏多。在用过一些缩宫药物之后，我太太被送回病房继续观察。

没想到的是，在病房观察期间，我太太的出血量还在不断增加，用了各种缩宫剂，就是没有效果。这时候的各种处理还都是由我做出的，而一直到后来出血量继续增多，她被送进 ICU，我才真正意识到：我的太太摊上大事了，她要因为产后大出血而去接受抢救了！

进入 ICU 之后，她被接上心电监护仪，接受了颈静脉的穿刺，抽血交叉配血准备输血——这些抢救流程对我来说都太熟悉了，过去在这个地方，我不知给多少病人操作过这些流程。而现在躺在那里的，是比这些流程更让我感到熟悉的人——我自己的太太！

医生在做出临床决策的时候，要对当时的情况进行全面的评估，预估各种处理选择可能出现的结局，然后权衡利弊，尽可能选获益最大、风险最小的方案。而无论做何选择，都要承担这个选择所带来的风险。这些风险，医生恐怕比患者更清楚些，而正是这份清楚，使我当时的思考发生了混乱。

我知道每一项治疗、每一步操作意味着可能发生哪些风险，我知道不同治疗方案可能出现的不同结局。比如产后大量出血可能会对垂体造成缺血性损害，医学上称为席汉氏综合征，以后会无法母乳喂养并且出现闭经。比如，如果对产后出血的保守治疗不理想，可能需要切除子宫以止血，否则出血难以控制，将会危及产妇的生命，但同时患者也将从此丧失生育能力，背负巨大的心理压力。教科书上关于结局的描述仅仅是到此为止了，虽然清晰明确，但是病人真正要承受的，恐怕远远超越了这一切。

我太太本来是打算做丁克的。我们结婚以后，双方老人都盼着我们赶紧生孩子，我觉得应该尊重她不想生孩子的想法，所以陪她一起顶下来了。但是工作几年之后，她发现单位同事聊天的话题总是绕不开孩子那些事，她插不上嘴，感觉自己好像被孤立了，压力越来越大。最后，她还是放弃了丁克的想法，在结婚4年之后，怀上了我们的女儿。

而怀孕之后，她就经历了妊娠期糖尿病、妊娠期肝功能损害，做了急诊剖宫产手术，又发生了大出血，如果再为了保命把子宫切掉，这会对她的心理造成怎样的影响？换作是你，会不会也觉得为了这个孩子，她付出的代价太大了？将来她会以怎样的眼光来看待我们的女儿？她会怎样和家人相处？她会在我们两个人的生活中存怎样的隔膜？

我已经不敢想下去了。

过去，我参加过很多次抢救，也曾多次找患者家属签字同意切除子宫。那时候，我拿着手术知情同意书对产妇的丈夫说：虽然我能理解你现在的心情，但是切除子宫只是切除一个脏器，而不切的话，可能连命都保不住了。

很多丈夫签字的时候，手都在发抖。

我以前嘴上说理解他们的心情，是因为我会去假设，会去想如果换作是我，我会如何如何。但是，毕竟那些事情都还没有发生在我的身上，我当然可以去想。现在我明白了，你之所以还敢去想，恰恰是因为你没有经历过那样的痛苦绝境；而如果你真的正在经历，你连想都不敢去想了，就像你不敢持续深入地去思考死亡一样。

很多人出于对死亡的恐惧和不安全感，最终皈依了宗教，寄希望于通过外力来拯救自己。就在那个晚上，我的太太躺在 ICU 的病床上，我拉着她冰凉的手，不敢继续想接下来的事情——所有的事情——我已经没办法再以一个医生的身份来做出决策了。那时候我不是什么医生，没有什么职业身份，我只是一个丈夫，只想放空我的大脑，和我的太太一起，共同面对这个强大、冷酷、无常的自然。

那时候已接近半夜，霍主任帮我太太做完剖宫产手术已经回家，我还是拨通了她的电话，向她说了这一切，她挂掉电话就从家里赶到医院。我感受到作为一个患者，看到他信任的医生时，那种心里有了着落的安全感。

当时，霍主任打算再做最后的尝试，进行宫腔填塞。就是把大量的纱条填进宫腔，压迫止血。这几乎是切除子宫之前最后的保守治疗尝试了。

当天值夜班的同事拿着一份宫腔填塞操作的知情同意书给我，非常不好意思地说："鸡哥，你看，这程序总要走一下吧，是不是还要签个字啊？"

我接过知情同意书，看都没看就把名字签上了。

霍主任在B超的引导下，做着最后的尝试；我就站在旁边，拉着我太太的手，做出一副蛮有把握的样子，微笑着对她说："没事儿，一会儿就好起来了。"

这话说给我太太听，也是祝福我自己。

当然，最终的结局是皆大欢喜。我太太虽然产后出血3000多毫升，相当于体内超过70%的血容量，不过总算还是把子宫保住了，那可怕的一幕最终没有发生。

后来，我和霍主任说起我那晚的感想。我说，我觉得自己之前对患者和家属的理解都太扁平化了。就像我太太，她在怀孕之前和怀孕过程中，其实是经历了很多的；她在分娩之后，也同样将要经历更多的人生。每个人都是有时间轴属性的，她有自己的历史，还有自己的未来。而医生呢，他所面对的，仅仅是患者的当下。当你没法真正认识一个人的全部时，又怎么可能真正体会这个人的内心，怎么去真正理解她所经历的痛苦呢？我觉得这是医生这个职业的天然缺憾。正是这种缺憾，使得医生应该尽可能地去宽容他所遇到的所有患者，当然了，这也许是一件不可能完成的任务。

霍主任之前也和另一个同事聊过类似的情境。那个同事也是妇产科医生，她没有我太太那么幸运，当年因为产后大出血而被切除了子宫。霍主任和她关系很好，目睹了她手术之后一路过来所经历的一切，深知产科子宫切除手术给产妇带来的巨大影响。

霍主任说："在所有人眼里，对所有家庭来说，生孩子都是大喜事。但就是这么一件大喜事，竟然可能会使产妇面临子宫切除的风险，甚至还有生命危险。如此突如其来的打击，对于一个女性来说是很难接受的。所以，产科的子宫切除手术要慎之又慎。但是，对于产科医生来说，又不能有'妇人之仁'。在需要处理的时候，要当机立断，你的瞻前顾后可能会导致更糟糕的结局。医生感情上的理解和同情，不能代替专业人员的判断和决策。你还是要在一个理性的角度上，去做一个医生该做的事情。"

那次抢救之后，我又经历过很多次类似的抢救，当然也有子宫切除。我还是像以往一样，拿着手术知情同意书找产妇的丈夫谈话；也还是像以往一样，告诉他们风险利弊，还有我作为医生的建议；当然还是像以往一样，让他们在手术知情同意书上签字。只是同时，我会更多出一份同情，我的心里会说："兄弟，你现在的感受我真的很理解。只是现在，我也只能这么做，希望你们可以渡过难关，越过越好。"

医生本人或者医生的爱人生孩子，和普通人相比确实会方便一些。但是，方便不代表一定安全，不代表可以避免经受其他人所要经受的痛苦。医生也是人，也和从事其他职业的所有人一样，要去面对人类的各种无奈。

伟大的物理学家、数学家帕斯卡曾说，当宇宙压碎人类的时候，人类仍然要比杀死他的宇宙更高贵。因为人类知道自己的生命即将走到尽头，而宇宙对自己的胜利却一无所知。在这里，帕斯卡讴歌了人类精神力量的高贵；但是我想说，在发现了如此多数学和物理学的奥秘之后，帕斯卡先生似乎高估了人类的能力。和神秘莫测的宇宙相比，人类的那一丁点儿认知实在是微不足道，渺小得可以忽略不计。因此，我们还是不要嘲笑宇宙的一无所知了吧，毕竟，是它压碎了人类，得到了最终的胜利。

TIPS ⎯⫟⎯

● 相关诊治指南上确实是说早孕期如果有流产症状，真正可以通过孕激素治疗的可能性低于 5%，所以不建议常规服用孕激素保胎。而且，由于人群血液中测得的孕激素差异太大，没有一个可供参考的正常值，所以除非有特殊情况，否则不建议怀孕以后常规检测孕激素含量。

● 分娩镇痛麻醉又被称为无痛分娩，就是在脊椎上打麻药，从而起到镇痛的效果。麻醉操作和麻醉药物与剖宫产麻醉是一样的，只是药物浓度低很多，产妇打完麻醉还可以下床走动，但是疼痛会大大缓解。

● 骨盆入口和出口的地方，都可以通过身体外的测量获得一些近似数据，以此来评估大小。但骨盆中间的一段实在是没有办法测量，而且中骨盆往往不规则，每个人中骨盆的狭窄程度还不一样。所以，中骨盆就像是分娩过程中的暗礁。有可能产程刚开始的时候还顺风顺水，但就是在宝宝途经中骨盆的时候，胎头位置恰好没有转好，往外推的宫缩力量又不够，于是就生不出来。

● 产后抑郁其实是很常见的一种现象，倒不是说有很多人得了抑郁症，而是由于产后激素水平波动，初为人母时要应对各种突如其来的事件，很多新妈妈感到措手不及。如果调整不理想，会进一步加剧，发展成比较严重的抑郁症。所以，作为产妇，应该提前做好准备，并且做出积极的心理调适；作为家属，应该给予产妇积极的情感支持和家庭支持，帮助产后的妈妈们度过这一特殊时期。

下 篇

他负责拯救，我当以生命相托

CHAPTER

04

那些二胎妈妈们

"你的骨盆中间一段相对胎头来说可能比较窄，所以你刚开始临产的时候还可以有进展，但是往后发展，你宝宝的脑袋就有可能卡在骨盆比较窄的位置上下不来。一方面是胎头下不来，另一方面是你的子宫还在收缩，这样就有可能把你的子宫胀破。如果真的破裂了，那可就是大人孩子两条命不保啊。"

2013 年下半年，国家放开了单独二孩政策。2014 年下半年，产房分娩量陡增，我们经历了建院以来最"疯狂"的半年。直到进入 2015 年羊年之后，分娩量才又少了下去。所以，这一章要专门讲一讲那些来生二胎的妈妈们。

最不应该出现的二胎妈妈

那天一早交接班，我就听说一个年轻产妇入院的事，她离 18 岁生日还有半年多，已经是二胎孕 38 周临产了，宫口开了 4 厘米。

"第一胎 13 个月前生的，7 斤，过程顺利。"助产士补充道。

"不到 18 岁就生二胎了啊！"小青惊得张大了嘴。同样是 90 后，小青比她大 7 岁，还没有男朋友呢。

"那不是 16 岁多就生孩子了？"小青马上反应出她生第一胎的年龄。

"我在产房接生过的最小的产妇是 15 岁，还只是个初中生。"玲玲说。

"还在上初中就做妈妈了啊？"

"没有做妈妈，30 周，孩子是被打掉的。"

沉默。

每个人心里其实都有很多话想说，但是又没有人知道这时候该说些什么。

于是这一刻只能一片沉默。

"这个产妇目前的情况还好吧？"我把话题又转移回来。

"进展还算顺利，就是两胎之间间隔时间这么短，会不会有什么问题？"

"第一胎如果是阴道分娩的话，对于分娩间隔是没什么特别要求的，只有第一胎是剖宫产的时候，因为有子宫破裂的风险，才会对两次分娩的间隔时间有所要求。第一胎是阴道分娩的话，就没有这方面的顾虑了。"

"但是好像大部分经产妇都不会仅仅间隔一年就生第二胎呢。"

"那是因为大部分人生完孩子以后的哺乳时间会比较长，一般哺乳期泌乳素升高，就会抑制排卵，所以通常正在哺乳的女性是不会怀孕的。当然也保不齐出现个意外，女性在哺乳期一不小心排了颗卵，那么也是有可能会怀孕的。所以，如果你们以后生完孩子哺乳期有性生活，也还是要避孕的。"

"鸡哥，你又不正经，谁问你这个了啊！"

"这是为你们好啊，怎么也成了不正经了？还是说你根本就不知道有哪些靠谱的避孕方法啊？"

"行啦，别说你那些避孕方法啦，可别毁了人家小姑娘。走，咱还是去看看产妇吧。"这时候英子过来"主持正义"，把大家都叫走了，把我一个人晾在那里。

"可是，不懂得避孕才是毁了小姑娘啊！"

没过太长时间，那位年轻的妈妈就顺利地生下了她的第二个孩子，17岁略显稚嫩的脸上泛起了作为母亲的喜悦。

只不过，这份喜悦对她来讲，是不是来得有点儿太早了？

这位年轻二胎妈妈的经历，其实就产科专业来说，并没有什么特别要讲的东西。但是，她的经历所反映出的国内对年轻人的性教育问题，却勾起了我强烈的表达欲望，所以，我要把这件事单独拿出来说一说。

在说性教育之前，先说一下我们国家目前人工流产的现状：

√ 绝对数大，世界第一，一年1300万例。这还是保守统计，因为有些民营医院的病例没有被统计进去。

√ 流产人群低龄化，25岁以下占一半，而19岁以下占3.1%。不要觉得这个比例很低，要知道那可就是40万人！

√ 未婚未育比例高，重复流产比例高。未婚的占31.4%，未育的占49.7%，重复流产比例高达55.9% ~ 65.4%。

这里不想讨论与人工流产相关的伦理学问题，就从这么大的人工流产数量和这么大的年轻女性比例可以看出，我们的性教育是失败的。

当然，有人说我们没有性教育，这也不是很确切。比如曾经有一项网络调查显示，有38%的人上学时接受过性教育。其实性教育的内容和种类有很多种，比如介绍生殖系统生理是性教育，介绍避孕知识也是性教育，这些可以帮助减少非意愿妊娠的发生。而为了达到这个目的，还可以用直接禁止甚至恐吓的方式来做到"令行禁止"，只不过这样的方式在现在看来效果不佳，甚至是适得其反的。

可见，我们还是接受了一点儿性教育的，只不过是极其失败的性教育。绝大多数接受过性教育的大学生们，不知道有效的避孕方式有哪些。据说，曾经有学校在进行性教育时介绍了避孕方法，然后就被学生家长投诉了，认为学校是在鼓励学生们进行性行为。其实这是很明显的逻辑混乱，进行避孕教育，只是让学生们了解必要的自我保护方法，和所谓的鼓励性行为根本没半毛钱关系。否则，按照这种逻辑，我们进行消防知识教育，是不是就等于鼓励大家都去放火呢？

可怕的还不是逻辑混乱，而是家长在性这件事上所导致的高压气氛。学校进行正规的性教育都会被如此抵制，可想而知家长对于性的"严防死守"。但是，性作为人类的本能和青春期年轻人固有的冲动，堵是堵不住的。一方面，他们感到好奇，没有人给他们讲解；另一方面，没有人教给他们应做的保护措施，于是不希望出现的结果就出现了。

更糟糕的是，很多女生怀孕之后，由于恐惧而无所适从。这是她们最需要帮助的时候，一个人最脆弱的时候本来会向自己的家人寻求支持，毕竟家庭是每个人最后的避风港湾。但是这时候，家长往往会变得更加可怕，于是她们变得更加无助。要么去找些不正规的小诊所解决问题，但如此会给自己的将来带来很大风险；要么就是在惶恐无措中煎熬，一直等到事情糟得不能再糟了——就像前面提到的那个初中生，到了怀孕30周，才不得不去解决问题。最终受伤害的还是这些年轻的女生。

除了前面说的一年1300万例这一数据，再说一个数据。根据《中国日报》报道的数据，中国20~59岁的女性中，曾经有过至少一次人工流产经历的占到了62%；而在普遍崇尚性自由的荷兰，这一比例是5.1%，接近避孕失败的概率。超过一半女性曾经人工流产，固然和计划生育政策有关，但是必要的性教育的缺失或者失败，也是不能回避的问题。

我曾经和一位从事性与生殖健康教育的国际组织工作人员交流，他给我讲了一个女孩的故事。这个女孩是他们的一个工作人员，她对性知识的了解比较全面，曾经交过男朋友。可能在一些人的观念里，这样的女孩是"很随便"的。但是，她虽然有过男朋友，却没有过性经历。因为她了解足够多的信息，也就清楚地知道自己其实想要什么。她对于性没有那种近乎畸形的好奇感，她知道那只是生活的一部分，在她没有做好准备之前，她还不着急去接触。

性这件事本身并不罪恶，只是由性引发的各种生理和心理上的问题，才给人们带来诸多的困扰。

性教育的普及，不是鼓励全社会去放弃道德，变得放荡；相反，只有普及了性教育，才可以尽可能地减少悲剧的发生，让年轻人不再因为性的神秘而卑微，真正成为性的主人，成为生活的主人。

瞒谁也别瞒医生

某天护士通知说分娩室一位经产妇自然破膜了，羊水 3 度混浊，让我去看一下。

读过之前几章的内容，你应该了解"破膜""羊水 3 度"这样的词语是什么意思了。产程过程中的破水是一个非常正常的现象，破膜可以发生在产程进展的任何时候；而羊水 3 度混浊，则提示有胎儿在宫内缺氧的风险，需要医生及时评估和处理，原则就是想办法尽可能快地结束分娩。

我简单了解了一下情况：这是一位经产妇，第一胎平产，宝宝8 斤重，分娩过程还算顺利；现在宫缩紧凑起来了，刚刚自然破膜。

我做了一下阴道检查，宫口已经开了 6~7 厘米了，但是胎头还比较高。再仔细一查，是个枕横位。

枕横位是描述分娩过程中胎头姿势的一个词。大多数胎儿都是头在下面的，这被称为头位分娩。根据胎头不同的姿势，比如是脸朝上还是脸朝下，或者是侧着脸的，我们又为不同的头位分娩取了些名字，比如枕前位、枕后位、枕横位。因为胎头不是一个正圆形，骨盆形状也不规则，所以我们希望分娩过程中胎儿的脸是朝下的，也就是枕前位分娩，这样可以尽可能地让胎头以最小的径线通过骨盆最窄的位置。如果胎儿是仰面朝天的枕后位，或者侧着脸的枕横位，那么就有可能会使胎头最大的部位刚好卡在骨盆最小的位置上，从而导致难产。所以，这位经产妇虽然宫口已经开得挺大了，但是胎头下降得并不是很理想。

当然了，胎头姿势不好，可能会影响分娩进程，但也不是说一点儿办法都没有，医生还是可以做一些尝试，帮助胎头旋转到比较理想的位置。如果产妇吃得消，可以让她变换身体的姿势，侧卧或者趴着，通过重力的帮助让胎儿在肚子里动起来，变成正常的姿势。也可以通过医生的操作，使胎头转到一个理想的位置，这就是徒手转胎位。

徒手转胎位听上去像是个武林中的什么招式，类似少林追风掌，实际上就是一个操作的名称，具体是指医生用手把胎头转到一个理想的位置。当然了，徒手转胎位也不是那么容易，毕竟胎头还在产道里头，而且还被骨盆限制着，所以需要一定的操作技巧，并且不是所有的徒手转胎位都可以成功。

那天我运气比较好，胎儿的胎头被我顺利地转到枕前位的位置。紧接着，伴随着强有力的宫缩，胎头很快就下来了，而且宫口也很快开全。由于强烈的便意，产妇开始自主地向下用力。

一看到经产妇宫口开全了，旁边的助产士马上铺台做接生准备。

生过一个就是不一样。随着产妇的向下用力，胎儿的小脑袋也眼看着一点儿一点儿地往外冒。因为用力的方向和解大便的方向一样，所以，在胎头往外冒的同时，产妇还连着放了几个屁。几个屁出来之后，胎头下来得更快了。助产士马上上台接生。从胎位转正到胎儿娩出，才用了一刻钟的工夫。宝宝有8斤6两！

"嗬！你这8斤6两的宝儿，放几个屁就给带出来了啊！"助产士一边称着宝宝的重量，一边和产妇开着玩笑。

这边笑声还没落，待产室那边已经有护士推着一个产妇冲过来了，边跑边喊："快！准备接生！这个太快了！"

分娩室的助产士们不敢怠慢，赶紧帮忙转接病人，旁边也已经有人在拆接生包准备接生了。上台之后，这个也很快生出来了。一算时间，整个产程也才两个小时。

看到孩子顺利生出来了，旁边的护士直啧咕："第一次生孩子这也太快了吧！之前查时宫口才开 3 厘米，胎头还挺高的呢，没多久就说有便意，然后就开始用力了，马上胎头就能看到了。我都不敢相信自己的眼睛。"

这时候，这位产妇才一脸不好意思地说："对不起医生，我之前没告诉你们，我以前生过一个的。"

"啊？你之前生过孩子了？"

大家赶紧翻病历，以为是自己遗漏了这么重要的信息。结果，病历上记录的也是第一次怀孕。

"我第一次怀孕的时候年龄还小，不懂事，现在家里人都不知道，我也没敢跟医生说。"

"啊？这事儿怎么能瞒着医生呢？生过和没生过，我们的处理方式和关注度都不一样啊。幸好发现得及时，万一忙起来没顾上，你这孩子可能都能生出来了，医生都还不知道呢！"

"对不起，医生，实在是对不起。"

"其实也没什么对不起我们的，就是这样你自己要冒很大的风险。不过你放心，你的这些事我们肯定会替你保密的。以后也得记着，和身体健康有关的事儿，瞒着谁也不能瞒着医生，那只会让自己吃苦头。"

曾经在网上看到有人说，身体情况是瞒不过医生的，不管过去生过几个、流产过几个，医生一查全都一清二楚。这有点儿太神话医生了，医生获取过去的孕产信息主要还是通过询问的方式，我问你答，你说没生过就没生过，你说生过几个就生过几个，医生绝对相信你说的话。虽然说生过孩子和没生过孩子，宫颈口的表现会有差异，但是如果患者一口否认自己曾经生育过，就算医生检查时看到的仿佛是经产妇的宫颈口，也会相信患者所说的话，将之当作个体差异。至于流产史，只要患者否认，那么医生就认为是没有——只不过，流产次数过多，会明显增加胎盘粘连、胎盘植入及产后出血的风险。这些风险不是否认过去的经历就可以一笔勾销的，毕竟它确实是发生了。所以，针对患者来说，将自己身体健康的相关信息如实地告诉医生，让医生根据专业知识做出判断，针对可能发生的情况提前做好准备，应该是最明智的选择。

就像上面提到的这位否认曾经生育过的产妇，我完全可以理解她在隐瞒病史时的顾虑。她不想让曾经的错误毁了自己以后的生活，所以她向身边的所有人隐瞒了自己的过去。但是，把自己的详细病史告诉医生，是不会影响到以后的生活的，因为医生有严格的职业规范来要求他们保护患者的隐私。而且，只有详细了解患者信息，医生才能做出更全面的判断和处理。

小说家们说，你永远不知道一个女人身上可以隐藏多少秘密。不过医生要说，有些秘密永远不要对你的医生隐瞒。

和初产妇相比，经产妇通常产程进展更快，尤其是第二产程，也就是用力生孩子的这段时间，大部分经产妇都可以在一个小时之内完成。所以，经产妇中发生急产的概率也就更大一些。急产，指的是整个分娩过程在三小时之内。不要以为生孩子越快越好，如果发生急产的话，产道裂伤、胎儿窘迫、产后出血的风险都会相应增加。分娩有它所需要经历的过程，时间太长固然会增加产妇的痛苦，带来相应的风险，但时间太短同样也会出现相应的问题。所以，有时候有产妇问我怎样可以生得更快一点儿，我会告诉她，生孩子不要图快，我们要的是安全，如果生得太快了，反而可能会出问题。

当然了，每个人的情况是不同的，身材的差异、体质的差异、胎儿大小的差异，都会影响分娩的时间。大多数经产妇都比初产妇生得快，但也难免会有生得快的初产妇。就好像打篮球的人普遍比踢足球的人高，但也有不少足球运动员比一些篮球运动员个子更高些。

另外，对于经产妇来说，还有个问题要引起重视，那就是孕期的体重控制。产科医生有个经验，即产妇生孩子会"越生越重"，就是说第二胎通常要比第一胎更重些。所以，如果体重控制得不好，反倒是以前生过孩子的经产妇身上会出现一些问题。比如前面提到的第一胎8斤，第二胎8斤6两的这位产妇，因为胎儿体重更重了，生第二胎时的风险就比生第一胎时要大。所以，对于经产妇来说，生二胎也一样不要松了控制饮食、适量运动这根弦。

一而再再而三的剖宫产手术

再说一个我从霍主任那儿听来的故事。

她当年曾给一个阿拉伯人做剖宫产。这位患者之前已经做过两次剖宫产了，那次在中国是第三次。霍主任对她印象最深的就是——她实在太胖了！体重超过 100 公斤，术前打麻醉都打了好一会儿。因为相对于她背部厚厚的脂肪来说，穿刺针太短了，整个针头都没进去了，还没穿刺到位，后来是由两个人帮忙把她的身子弓起来，这才打好麻醉。

手术刀划进去，不要说刀片了，小半截刀柄都进去了，这才完全划开脂肪层。再加上产妇之前已经做过两次剖宫产了，手术难度可想而知。

"手术时间是有点儿偏长，主要是产妇太胖，而且已经经历过两次剖宫产手术了，腹壁粘连很厉害。其他倒也没碰到太多问题，术中出血也不算多。就是手术快结束的时候，产妇出现了一过性的氧饱和度下降，但很快就恢复了，病人也没什么不舒服。我当时担心她会发生羊水栓塞，所以预防性地给了甲强龙。不过后来一切都好起来了，也就没有进一步处理了。"

第二天中午，霍主任正在值班室吃饭，这位阿拉伯病人的住院医生来向她汇报，说病人术后抽血化验，有个血栓的指标非常高。当时霍主任马上想到手术中氧饱和度下降的事情，饭没吃完就去床边看病人。当时病人在吸氧状态下，氧饱和度马马虎虎没有很低，但肯定不是一个理想的状态。于是，霍主任让住院医生赶紧联系做肺部 CT，并且叫呼吸科会诊。

CT 室的医生接到电话，听到是个年轻的医生打来的，语气有点儿慌张，马上就表达了他们的鄙视："有什么大惊小怪的，大中午的还要急诊做 CT。你有没有向你的上级汇报过？"

住院医生赶紧说就是霍主任吩咐的，CT 室这才给安排去做检查。

CT 做好，结果发现——肺栓塞。于是赶紧联系呼吸科和 ICU 抢救治疗，最终患者康复出院。事后，CT 室医生还专门给住院医生打电话道歉，说幸好他们发现及时，否则后果恐怕不堪设想。

对于很多人来说，肺栓塞可能是一个非常陌生的概念，而且总感觉怀孕生孩子离肺里的毛病挺远的。但实际上，肺栓塞和羊水栓塞一样，是孕产妇一个非常可怕的并发症。肺栓塞通常起病很急，而且没有什么特异性的变化，通常在出现非常严重的结果之后才会被人发现。所以，在造成孕产妇死亡的原因中，肺栓塞排名很靠前。在发展中国家，产后出血还是造成产妇死亡的首要原因；但是在发达国家，肺栓塞的排名则要靠前得多。比如在英国，肺栓塞是孕产妇急症死亡的首要原因。也就是说，即使是在医学发展程度和生活水平较高的发达国家，肺栓塞也是一个棘手的问题。

那么，怀孕生孩子为什么会引起肺部发生这么严重的并发症呢？

　　孕产妇的一个特点，就是血液凝固度比较高，这可以算是进化得来的一种自我保护吧。因为生孩子是肯定要出血的，所以身体就提前把凝血机制调高一点儿作为应对，这样出血的话，就可以更快地凝固止血。但是，这样的高凝状态也会带来问题。因为孕产妇大多数时间其实是不出血的，而不出血的时候血液的凝固度也是增高的，于是就容易形成血栓。这就好像河水清澈流速快的时候，不容易有泥沙滞留；如果河水里的物质比较多，河水流速又比较慢，那么就容易有泥沙沉积下来。这个血栓，就是在血液高凝状态下，血液流速又比较慢，从而形成的"泥沙沉积"。这些"泥沙"最容易沉积在身体的深静脉中。如果沉积下来的"泥沙"一直贴在血管壁上没有掉下来，那么也就只是形成血栓，这个时期度过之后，会被慢慢吸收，倒也问题不大。但是如果"泥沙"自己松动掉下来，成块的血栓栓子被血液带着流到身体的其他部位，就有可能堵在比较窄小的血管上。如果这个血管正好是肺部的动脉，那么就会影响肺部的供血，形成肺栓塞。

　　所以，血液高凝状态和血流淤滞是深静脉血栓形成的重要原因，也就是造成肺栓塞的重要原因。血液高凝状态是孕产期客观存在的，我们没办法改变；但是对血流淤滞，我们倒是可以从一定程度上加以预防。比如孕产妇在孕期和产后进行适量的运动，可以加快身体中的血液循环，从而一定程度上减少血栓形成的风险。因此，我们不主张孕产妇在孕期卧床保胎，也不建议产后一直卧床坐月子，而是应该尽可能地下床活动。

除了血液高凝状态和血流淤滞，对于孕产妇来说，还有一些危险因素会增加肺栓塞的发生概率，比如高龄、肥胖、经产妇、剖宫产手术，还有某些产科并发症，如妊娠期高血压疾病。另外，在人种上，白种人比黄种人更容易发生栓塞。

现在我们再看这位阿拉伯产妇的时候，就会发现好多高危因素都在她身上出现了：阿拉伯人种、经产妇、高度肥胖、剖宫产手术。而且，霍主任还提到，她手术的时间和普通剖宫产手术的时间相比长了一些，这也会使血栓形成的风险增大。而手术时间长恐怕就和瘢痕子宫脱不了干系了。

如果说腹壁脂肪层太厚，不容易切开，也就不容易暴露腹腔，那之前做过手术，对这次手术会有什么影响呢？影响还真的不小。而且之前手术次数越多，对再次手术的影响越大。毕竟，再做一次手术，可不像衣服拉开拉链那么简单。

风险增大的一个重要原因就是粘连。剖宫产手术做完，患者看到的只是肚子上的一道疤痕。如果这道疤长得好看，患者就会以为手术做得好，自己恢复得好。但实际上，肚皮上的疤痕不过就是美不美观的问题，医生更关心的是肚子里面的情况。

大家都知道肥瘦相间的五花肉，我们的肚皮差不多就是那样的。你看上去的一层肚皮，实际上是分层的，就像五花肉一样。医生在肚皮上开刀的时候，看不到里面的情况，如果不管三七二十一，直接一刀就进到肚子里，那么很可能就会损伤腹腔内的脏器和血管。所以，医生是要一层一层切开产妇的肚皮的，就是要把"五花肉"的每一层都分离开来，分离上一层的时候还不能损伤到下一层。手术结束之后，缝合关腹的时候也是一层一层地分别缝起来。

虽然缝是一层一层缝的，但是肚皮在术后恢复的时候，可就不一定是一层一层地长了，而是可能两层长到一起，这就是粘连。而且，有的患者可能不仅仅是腹壁有粘连，肚子里的脏器可能也粘连上了。比如有的人肠子粘连在腹壁上，有的人膀胱粘连到很高的位置。虽然患者在日常生活中没有任何感觉，但在下一次手术的时候，粘连会给医生手术进腹增加麻烦，在分离的时候也就会增加出血和损伤的概率。

从经验上来看，肚皮上如果是横刀疤，通常腹壁上的粘连会比竖刀疤严重一些。所以，如果第一次剖宫产，肚皮上是横刀疤的话，再次剖宫产的难度会相应再大一些。

除了粘连，还有子宫疤痕的问题。在第二次剖宫产的时候，虽然医生是从腹部原切口进腹的，但一般情况下却是在子宫原刀疤的上方切开子宫。因此，有些患者在子宫切口缝合的时候，会出现切口的两个边缘厚薄程度相差很大的情况。另外,有些患者子宫疤痕的位置比较薄,而且质地比较脆,在胎儿娩出的时候容易发生切口裂伤。这些都会影响日后子宫疤痕处的愈合恢复。

可以说,每多做一次手术,医生再次手术的难度就会大一些,相应的手术风险也会增大一些。联想到那位阿拉伯产妇,过度肥胖的身躯,再加上之前做过两次剖宫产手术,霍主任再次开刀的难度也就可想而知了。

总之,如果第一胎做了剖宫产手术,再次怀孕做剖宫产,这件事本身就是血栓发生的高危因素。

一心顺产 vs 一尸两命

看来,如果第一胎是剖宫产,第二胎不是再做一次剖宫产这么简单。第二次手术除了和第一次手术一样有剖宫产本身的风险之外,还有一些额外的问题。所以,从 20 世纪 80 年代开始,国际上就在探索剖宫产后经阴道分娩,而且效果还比较好。我们医院也从 2014 年开始常规开展这项尝试,让瘢痕子宫的产妇们可以多一个选择。不过,"效果比较好"也并不意味着所有瘢痕子宫的产妇都有机会尝试阴道分娩。

有一天中午,急诊室收进来一位瘢痕子宫的产妇,已经正规宫缩了,在急诊室检查时,宫口已经开到 6~7 厘米,所以产妇马上通过绿色通道被送进产房。

产妇第一胎是剖宫产，现在又已经临产，进到产房以后，我们赶紧做好一切准备，为产妇开通静脉通路，身上戴上心电监护，肚子上绑上胎心监护。既然宫口已经开到 6~7 厘米，那么就要判断一下是不是具有阴道分娩的条件了，我得详细地了解她的相关病史。

翻开她的门诊病历，我才发现，她一直都没有在我们医院做过产前检查，而是在她家附近的医院做常规产检。现在临产了，突然来到我们医院急诊。缺乏所需的足够的病史记录，这让人措手不及。

"医生，我的第一胎就是在你们医院做的剖宫产，你们应该可以查得到住院时候的记录吧。"当我询问她前一次剖宫产情况的时候，她忍着腹痛，做出了这样的回答。我隐约感觉到，虽然之前没有在我们医院做过产检，但这次她还是有备而来的。

我赶紧在电脑上调出她上一次的住院信息。原来，她是 6 年前在我们医院手术的，手术医生恰巧就是春哥。再仔细查看病程记录，我发现原来第一胎手术之前她也已经临产了，而且是宫口开到 7~8 厘米才去手术的，手术的原因是相对头盆不称！

以我对春哥的了解，产程进展到这个份上，宫口已经开了 7~8 厘米，如果不是试产到山穷水尽，他是肯定不会随便去做剖宫产的。从当时的记录来看，宫口开到 7~8 厘米，但是胎头下降得并不十分理想，而且产程停滞时间比较久，看来确实存在头盆问题。

在《医生也是普通人，医生也要生孩子》一章里我曾经讲过，我们把骨盆分成三个平面，分别是骨盆入口平面、骨盆出口平面和中骨盆。其中中骨盆是骨盆各个平面中最小的，而且因为它在中间，所以也是最难测量的，按照现在的技术，几乎根本无法做到准确测量。中骨盆就像是一个暗礁，正挡在胎头下降的路上。如果中骨盆本身还算宽松，宫缩力量足够，胎头的姿势又比较理想的话，那么胎儿就可以比较顺利地通过这处暗礁；而如果不能满足前面这些条件，那么胎头就有可能在中骨盆的位置"触礁搁浅"，产程无法继续下去，从而导致难产。所以，很多时候胎头和骨盆不相称，都是要在产程进展到一定程度才能发现。6年前，春哥遇到这位产妇的时候，也是经历了各种尝试调整，发现胎儿确实很难通过中骨盆这个最狭小的通道，才最终放弃阴道分娩，转为剖宫产手术。

而产妇这样的经历也提示我，这个产妇的中骨盆可能会对产程造成阻碍，因此不适合继续阴道分娩。

于是我又做了一次阴道检查，宫口差不多开到7厘米，但是胎头还比较高——这次的情况和上次手术前的情况非常像。而且，从胎儿体重估计来看，这次宝宝的体重起码有7斤。

"不要试产了，马上术前准备吧。"做完阴道检查，我向护士下了医嘱。

"不要啊，医生，我不要剖宫产，我来你们医院就是为了自己生啊！"这时候，患者拒绝了我的建议。

"什么？你为了自己生才来我们医院？"

"是啊，我了解过了，杭州市就你们医院支持产妇在剖宫产以后进行阴道分娩，所以我这次是特地到你们医院来生的啊。"

"但是你之前都没有在我们医院产检啊。"

"我曾经来咨询过一次的，当时医生说我这种情况可能不能自己生，还是要做剖宫产手术。我不死心，又担心如果在你们医院门诊看的话，会提前让我住院，安排手术，所以我平时就在家附近的医院做产检，等肚子痛起来才到这里来的。我想都已经要生了，你们总不会再去给我剖了吧。"

她的这种做法真是让我大吃一惊。都说人民群众的智慧是无限的，原来为了绕过医生的建议，还可以想出这样的办法！

"但是，你这样做风险非常大啊！"

"我知道有风险，你看我等到肚子痛了才来，这样的风险我都愿意承担了，就让我自己生吧！"

她说得"好有道理"，我竟无言以对。

"可是，你越往后试产，风险就越大。你的骨盆中间一段相对胎头来说比较窄，所以你刚开始临产的时候还可以有进展，但是往后发展，你的宝宝的脑袋就有可能卡在骨盆比较窄的位置上下不来。一方面是胎头下不来，另一方面你的子宫还在收缩，这样就有可能把你的子宫胀破。你已经做过一次剖宫产了，所以子宫破裂的风险本身就比别人要大。如果真的破裂了，那可就是大人孩子两条命啊。"

"医生，我的宝宝肯定过不去你说的最窄的位置吗？万一这次没有卡住呢，是不是就可以生了？"

我之前见识过太多因为阵痛而要求剖宫产的产妇，但像她这样冒着如此大的风险也坚定地要求自己生的产妇，我还是第一次碰到。

我打算陪她搏一把。

"好，我给你一个小时的时间，就一个小时。如果一个小时之后真的有进展，胎头可以下得来，那我们就争取自己生；如果一个小时之后还是像现在这样，那就一定要去剖宫产了。好不好？"

"好！就一个小时，谢谢医生！"

"先不要谢我，先得保证你的子宫在一个小时里不要破掉！"

虽然我答应她继续试产一个小时，但是在这个过程中我还是做好了术前准备，以保证一旦出现情况，可以以最快的速度进行手术。

这是我经历过的最长的一个小时。我和几个护士、助产士就守在她的床边，一刻不敢放松。她的每一阵宫缩，既痛在她的身上，也在考验着我的内心。我不知道这一刻还在忍受宫缩阵痛的产妇，下一刻会不会就因为子宫破裂的剧烈疼痛而突然惊声尖叫；我不知道产妇这一刻还平稳的血压脉搏，下一刻会不会就因为汹涌的大出血而急转直下；我不知道胎儿这一刻还在欢快跳动的胎心，下一刻会不会就因为失去供氧而突然消失得无影无踪。太多的不知道，让人有一种脱离掌控的无助感。

不确定性，就是产生恐惧的最大根源！

作为一个医生，我被这样的紧张和焦虑折磨着。我相信，作为同样正在经历这件事的产妇本人，她所承受的紧张不会比我少，何况她还要忍受宫缩的疼痛。

终于，一个小时过去了。我又重新做了一次阴道检查——产程依然没有进展。

"没有什么变化，剖宫产吧。"

这次产妇没有拒绝。或许，她已经做了最后的努力，也算是给了自己一个满意的交代；又或许，那一个小时的疼痛和紧张，消磨掉了她继续坚持的意志。不管怎样，这次她没有拒绝，最终还是接受了剖宫产手术。

手术很顺利，宝宝生出来7斤半，比上一胎重了3两。

自从"剖宫产后可以阴道分娩"的说法在年轻妈妈群体里传开之后，相当多的二胎妈妈们在考虑进行这种尝试。毕竟，如果阴道分娩成功的话，不仅可以避免手术带来的各种风险和并发症，产后恢复的时间也会缩短很多，对产后身材恢复、母乳喂养都有积极的影响。

但要提醒大家的是，医学上的新尝试并不适合所有人。很多方式并没有先进和落后之分，只有风险和获益的权衡。所以，虽然剖宫产后是可以阴道分娩的，但也不是所有人都行，也还是要有所选择。

在选择的时候，我们重点要看这么几个方面。

其一，前次剖宫产的手术方式。如果前次剖宫产的手术方式是在子宫下段又是横切口的话，那么子宫破裂的概率是最小的。这里的横切口是指在子宫上的切口是横的，而不是肚皮上的切口，你自己是看不见的，肚皮上横切纵切都对下次阴道分娩没有影响。目前常规的剖宫产，基本都是这样的切口，但是也不排除特殊情况下可能有医生选择其他切口。如果是其他切口的话，那么子宫破裂的风险就要大很多了。

另外，在子宫切口缝合的时候，缝两层比缝一层破裂的风险更小一些。所以，在准备阴道分娩之前，医生会详细询问你前次剖宫产切口的情况。不过，由于我国目前地区间医疗水平差距太大，信息共享程度也差，所以有时候医生很难获取理想的相关资料，这也成为制约国内剖宫产后阴道分娩广泛开展的一个障碍。一般情况下，如果是在正规大医院做的剖宫产，通常可以满足这项要求。

其二，前次剖宫产和再次妊娠的间隔时间。两次分娩间隔最好有至少 18 个月时间。如果间隔时间较短，子宫破裂的风险就比较大。当然，间隔时间也不是越长越好。我和霍主任曾经做过一项研究，发现如果间隔时间超过 13 年，发生意外的风险又明显增大了。这可能和疤痕老化、缺乏弹性有关。所以，间隔时间最好能控制在 18 个月到 8 年。

其三，前次剖宫产原因。如果前次剖宫产是因为臀位或者胎儿窘迫这样的胎儿因素，而这次怀孕没有再发生之前的情况，那么子宫破裂的机会是相对小的。而如果像上面提到的这位产妇那样，前次剖宫产的原因是头盆不称，那么这次分娩也可能再次发生同样的情况，因此是不建议阴道分娩的。所以，剖宫产后想尝试阴道分娩，应该排除造成前次剖宫产的因素。

2007—2008 年，世界卫生组织调查了我们国内 21 家医院 1 万多名剖宫产产妇后发现，剖宫产原因排在第一位的是产妇要求手术，占了 37%。对于国内女性来说，第一胎进行剖宫产很可能是自己要求的。那么，在第二胎分娩的时候，只要大家调整好心态，做好充分心理准备，这个原因还是可以克服的。

其四，胎儿估计体重。如果估计胎儿体重比较轻，或者本来就是未足月的情况，那么子宫破裂的风险是小的；而如果估计胎儿较大，或者孕妇有糖尿病，那么可能会增加子宫破裂的风险。像前面提到的这位产妇，第二胎的体重就明显控制得不太理想。所以，如果想要阴道分娩，不要到了分娩的时候才临时决定，而是应该从怀孕期间就开始进行良好的管理，控制体重。

其五，之前是否有过阴道分娩的经历。也就是说，之前除了剖宫产之外，是不是也曾经有过阴道分娩，如果有过的话，成功率可以提高5~7倍。不过，鉴于我们国家曾经实施计划生育政策，这种情况应该比较少见。

其六，产程进展情况。如果要尝试阴道分娩，我们希望分娩是自然发动的，而不是依靠医学药物。有统计数据显示，如果超过预产期还没有临产的话，那么最终阴道分娩的成功率会大大下降。因此，最终是不是能成功阴道分娩也得看运气。有可能孕妇在整个孕期都做了很好的管理，充满信心地等到最后，结果过了预产期自己不能发动，那恐怕也还是得再做一次手术了。

另外还要强调的是，剖宫产后阴道分娩毕竟还是有一定子宫破裂风险的，虽然这个概率没有想象的那么高，但是对于个体来说，发生了就是100%。而且更重要的是，我们没办法预知子宫破裂会在什么时候发生在哪个人身上。一旦发生，那就是既急又险的情况，对于产科、新生儿科、麻醉科，都是一个巨大的考验。所以，如果想要尝试，就应该做好发生最严重后果的准备，在有应急能力、可以处理子宫破裂这样紧急情况的大医院进行。

对于第一胎是剖宫产的产妇来说，二胎时剖也有风险，顺也有风险，实在是个很难抉择的事情。而在对各种风险和收益做选择的时候，一个外行也很难做出良好的判断。毕竟医学是一门专业性很强的学科，而且情况复杂多变。所以，不要企图通过在一两本科普读物上看到的只言片语，就自己轻易判断。对专业问题，应该尊重专业人士的建议，而不要根据自己那一点儿贫乏的经验去想当然。像前文中这位产妇，为了绕开医生的建议而自作主张的做法本身就存在巨大的风险，实在是太不可取。

最后也提醒各位，既然剖宫产后的分娩方式如此难做选择，在二孩政策逐渐放宽的今天，尽可能避免第一胎剖宫产才是更要紧的事情。

TIPS ⎯⋀⎯

● 肺栓塞和羊水栓塞一样，是孕产妇一个非常可怕的并发症。肺栓塞通常起病很急，而且没有什么特异性的变化，通常在出现非常严重的结果之后才会被人发现。所以，在造成孕产妇死亡的原因中，肺栓塞排名很靠前。

● 大多数胎儿都是头在下面的，这被称为头位分娩。根据胎头不同的姿势，比如是脸朝上还是脸朝下，或者是侧着脸的，我们又为不同的头位分娩取了些名字，比如枕前位、枕后位、枕横位。因为胎头不是一个正圆形，骨盆形状也不规则，所以我们希望分娩过程中胎儿的脸是朝下的，也就是枕前位分娩，这样可以尽可能地让胎头以最小的径线通过骨盆最窄的位置。如果胎儿是仰面朝天的枕后位，或者侧着脸的枕横位，那么就有可能会使胎头最大的部位刚好卡在骨盆最小的位置上，从而导致难产。

● 和初产妇相比，经产妇通常产程进展更快，尤其是第二产程，也就是用力生孩子的这段时间，大部分经产妇都可以在一个小时之内完成。所以，经产妇中发生急产的概率也就会更大一些。急产，指的是整个分娩过程在三小时之内。不要以为生孩子越快越好，如果发生急产的话，产道裂伤、胎儿窘迫、产后出血的风险都会相应增加。

● 产科医生有个经验，即产妇生孩子会"越生越重"，就是说第二胎通常要比第一胎更重些。所以，如果体重控制得不好，反倒是以前生过孩子的经产妇身上会出现一些问题。

● 虽然缝是一层一层缝的，但是肚皮在术后恢复的时候，可就不一定是一层一层地长了，而是可能两层长到一起，这就是粘连。而且，有的患者可能不仅仅是腹壁有粘连，肚子里的脏器可能也粘连上了。比如有的人肠子粘连在腹壁上，有的人膀胱粘连到很高的位置。虽然患者在日常生活中没有任何感觉，但在下一次手术的时候，粘连会给医生手术进腹增加麻烦，在分离的时候会增加出血和损伤的概率。

● 在第二次剖宫产的时候，虽然医生是从腹部原切口进腹的，但一般情况下却是在子宫原刀疤的上方切开子宫。因此，有些患者在子宫切口缝合的时候，会出现切口的两个边缘厚薄程度相差很大的情况。另外，有些患者子宫疤痕的位置比较薄，而且质地比较脆，所以在胎儿娩出的时候容易发生切口裂伤。

医学不能承受的生命之重

大家都不甘心，一边加压通气维持，一边不断地尝试，然后不断地失败。最终，在大家一起努力了半天之后，还是没有抢救成功。这个孩子来到这个世上，甚至都没有哭过一声，就匆匆地离开了。留下的，是一群医务人员疲惫而失落的身影。

产科和医院的其他科室有个很大的不同，医院的其他科室是负责"看病"的，而产科则是负责"生孩子"的——生孩子可不是病。在其他科室，患者可能出于各种原因不想让别人知道自己这一次的病况，因此选择一个人到医院看病。"就我一个人，我不想让其他人知道这件事。"于是，这一次得病成了患者的隐私，成为医生要和患者一起保守的秘密。而产科则不一样，对于一个家庭来说，生孩子绝对是一件大喜事，不仅要让自己的家人知道，还要通过各种方式让身边的亲朋好友都知道——所谓"让大家伙儿都沾沾喜气"。

　　但是，在产科医生眼里，"生孩子"却有另外一番天地。他们从来没有把"生孩子"这件事看得如此轻松，而是认为这是会经历险滩暗礁的一次冒险。即使医生再谨小慎微，也可能难逃遭遇不良结局的厄运。

　　还记得前文提到的霍主任经历的那位因为脐带绕足而胎死宫内的患者吗？这样一个突如其来的结果，让霍主任必须面对两方面的打击：一方面要面对这个结局给她带来的自我否定，面对努力付诸东流的挫败感；另一方面还要面对患者和家属的质疑。其实，她当时已经算是幸运的了，因为患者和家属除了问"为什么"之外，没有任何过激的行为。用霍主任的话说，当时那种情况，患者和家属不管做出任何反应，她都可以理解，毕竟这个打击太大太突然了。她很感谢患者和家属当时的理解和宽容，正是这份感激，让她觉得必须得为他们做些什么。

在产科工作，总是逃不掉，不得不面对这样的意外。这一章，就给大家讲几个令人心塞的意外。考虑到这些内容可能会增加准妈妈们的焦虑情绪，建议准妈妈们慎读，或者可以当作恐怖小说去读。不过，因为这些都是真人真事，毫无虚构夸张，所以可能比恐怖小说还要恐怖。

绝世好产妇

这是好几年前的一件事。

产妇本人是一位漂亮的空姐，老公是一位帅气的飞行员。这位产妇怀孕 41 周，整个孕期都身体健康。已经超过预产期一周了，还没有什么动静，于是我们打算给她引产。

有不少产妇觉得预产期到了就要生孩子了，如果超过预产期，宫缩还不发动，那就很不正常，就需要做剖宫产了。其实，有相当一部分产妇是在预产期之后分娩的。即使超过预产期，只要没有特殊情况，也可以继续等待产程的自然发动。如果超过预产期一周还没有临产，那么可以通过医学干预的方法诱发宫缩，也不是就只能剖宫产。诱发宫缩的方法，大家最熟悉的就是挂催产针，也就是缩宫素引产。除了缩宫素之外，还有其他方法，比如普贝生引产。

因为分娩的过程不仅仅要有宫缩，还要配合着宫口的开大。如果引产之前，产门的成熟度还不够，单纯使用缩宫素比较难打开宫口。普贝生是一种可以促进产门成熟的药。这种药塞进阴道之后，可以帮助软化宫颈，同时又可以诱发宫缩，是给产门成熟度不够的产妇引产的首选药物。

这位产妇就是产门的成熟度不够，所以进行了普贝生引产。

不过，也不是所有的引产都会成功。这位产妇就是这样，塞入了普贝生之后，宫缩是诱发出来了，但还不够频繁，而且她本人也没有很强的疼痛感。整个引产过程，她都自我感觉良好，胎动反应和胎心监护也都正常。药物放了 24 小时之后，按照使用说明，我们取出了普贝生，打算让她先休息一下，然后再做第二次引产。

"现在已经 41 周多了，而且已经有段时间没有做 B 超检查了，下轮引产之前做个 B 超看一下吧，主要了解下羊水情况。"霍主任嘱咐我说。

B 超做出来的结果让所有人都吃了一惊——胎儿颅内出血！

这个结果超出了所有人的认知，没人能想明白，好好的一个产妇，被塞了一颗普贝生引产之后，各项检查都正常的情况下，胎儿怎么就颅内出血了呢？因为之前用药物引产过，所以会让人很容易联想到是用药造成了胎儿的颅内出血。但事实上，时间上先后发生的两件事情可能并不存在因果关系。就好像邻居家的猫死了，第二天下了一场雨，不能说猫死是下雨的原因；同样，临床上也没有证据显示，普贝生会增加胎儿颅内出血的风险。事实上，颅内出血是不是发生在引产之后我们也不清楚，我们只知道引产之后检查出了胎儿颅内出血，但有可能在引产之前就已经发生了。

但是，这些都已经不重要了，当务之急，是马上想出解决问题的办法。而第一个问题，就是怎么让产妇和家属知道这件事。

我们都不敢想象，产妇和家属知道这个情况时，会做出怎样出格的举动——整个孕期都很健康，最后临分娩了，来医院做个药物引产，就发生了胎儿颅内出血。这种事情，谁能保证做到平静面对？我们觉得，家属不马上把桌子掀了，就已经是很理智了。

"这件事不能瞒着病人，已经发生的事情瞒是瞒不住的。而且，下一步不能再继续引产了，分娩时宫缩和产道的挤压，有可能会加重胎儿颅内出血的情况，所以最好还是剖宫产。这些事情都得向病人和家属解释清楚。"霍主任决定如实告知。

"就怕家属会闹。"马上有同事表达了顾虑。

"就算是闹，最终也总是要解决问题的。我去和他们谈。"

我和霍主任一起来到病房，产妇和她老公正好都在。

"是这样，今天做的 B 超结果已经出来了，考虑胎儿目前有颅内出血的情况。"霍主任简单说了几句之后，就直接开门见山说了 B 超结果。

"什么？颅内出血？什么意思？是说孩子的脑子里面出血了吗？"产妇丈夫的反应和我之前想象的几乎一模一样——非常严肃地皱着眉头，一再地确认刚刚听到的信息。

"从目前的 B 超影像来看，确实考虑存在这种情况。当然了，最终确诊需要等胎儿生出来之后再做进一步检查。不过估计这种可能性非常大。"霍主任把话说得尽可能严谨。

"但是我们之前都好好的啊，怎么突然就出血了？"产妇丈夫的提问又一次和我之前的想象一模一样。

"你们的疑问我也很理解，其实目前我们也很难说清楚出血的原因，以及什么时候发生的出血。不过我想，事情既然已经发生了，现在去追查原因并不重要，眼下更重要的应该是尽快想办法解决问题，怎么能够让结果不会更差。在这一点上我们的目标应该还是一致的吧。"

霍主任的话似乎一下子提醒了这位飞行员。他稍微停顿了一下，说："那么孩子会怎么样？接下来该怎么办？"

"孩子出生之后的情况，现在确实比较难预测，因为出血的情况可能随时会有变化，出血量及出血对颅脑的压迫情况可能都会对以后产生影响。不过就目前的 B 超来看，孩子颅内的出血量应该还不算多，而且胎心也还正常。但是，如果继续进行阴道分娩的话，宫缩的刺激和产道的挤压有可能会加重出血的程度。从这个角度来讲，剖宫产可能会相对更好一些。"

"那就剖宫产吧！"

"不过，即使是剖宫产，也没法保证对出血完全没有影响，而且如果出血的血肿压迫的位置刚好比较重要，那么即使是做了剖宫产，可能也会出现比较严重的后果。"

"那就是剖也不好，不剖也不好了？"

"医生，就是说现在情况还没有到非常严重吧？"这时候，产妇开口了。

"目前来看，出血还不算多。"

"如果要手术的话，今天就要做吗？"

"是的，我马上和手术室联系，准备手术台。"

"好的，医生，我和老公商量一下，然后马上告诉你们。"

相对于之前 B 超结果带来的惊讶，现在，我更加吃惊于这位产妇所表现出来的镇定和冷静。面对这样一个意外事件，产妇的表现大大出乎我的意料。

更加让我意外的还在后面。

我本以为他们会婆婆妈妈各种询问，四处打听该怎么办。没想到，过了不到 10 分钟，他们两个人就来到医生办公室，说出了他们的决定："我们打算手术。"

很多时候，越是重要的决定，越得做得快。瞻前顾后、漫无目的地咨询，不见得就会得到你想要的最佳结果，反倒会让你在一片混乱中错失做决定的最佳时机。

"那我们可以马上手术了吗？"

"我现在就联系手术室，要最快的手术台！"霍主任掏出了手机。

"拜托医生了！"他们两个人几乎异口同声地说。

不知道他们在这么短的时间里，经历了怎样的思考，他们没有像我想象的那样敲桌子砸板凳一阵发泄，而是表情诚恳地说出"拜托医生"。这让我们更加感到自己责任重大。

手术由霍主任主刀，她在术中手法尽可能地轻柔，手术过程也很顺利。宝宝出来之后，马上被送到新生儿科做进一步观察。术后我们都祈祷这个孩子不要有太大的问题，并且向新生儿科询问孩子的表现——生命体征如何，有没有抽搐，喂养情况怎么样——然后第一时间向产妇夫妇告知病情。

出院的时候，产妇对霍主任说："霍主任，我们之前就了解过，现在医学还没有那么发达，很多问题都还不能解决。当时你第一时间向我们告知了全部情况，我就觉得既然你们敢如此坦白，那么可能就是真的发生意外了。对于后来的处理，我们真的要谢谢你。"

后来，我和霍主任聊起这位产妇，霍主任说："真的是我们运气好，碰上这么通情达理的病人。我都觉得让他们这样的人经历这样的意外，老天实在是太不公道了。其实我都做好他们当场爆发的准备了。不过，不管怎么样，不管他们是不是这么理智，告诉病人和家属事情的真相，都应该是医生的最佳选择。"

一年之后，这对夫妻还特意带着孩子到病房来看望我们。宝宝很可爱，大大的眼睛，遗传了他爸爸的帅气和妈妈的美丽，唯一美中不足的是，眼睛有时候会斜向一边看。

这位空姐妈妈对我们说，他们一直在儿童医院随访，颅内出血在慢慢被吸收。目前孩子的发育情况都没有什么异常，虽然眼睛斜视可能和神经受压迫有点儿关系，不过以后应该会好起来。

后来我去查阅了很多文献，结果发现，原来新生儿颅内微小出血的发生率并不低，如果让每个新生儿都去做个颅脑核磁共振的话，就会发现颅内微小出血的病例多到超出想象，只不过他们中的大多数都没有临床症状，并且出生一段时间之后，颅内出血就自行吸收了。

进而我再翻阅文献发现，原来人类颅内血管畸形的发病率也是比较高的。不过虽然血管有畸形，但并不妨碍对大脑的供血，所以只要没有什么特殊情况，畸形的血管没有破裂，也是没有任何表现的。可能有的人一直到老，甚至一辈子都不知道自己身体里的这个秘密。但是，血管畸形会增加血管破裂的风险，面对血压波动，正常血管是可以承受的，有畸形的血管可能就会发生破裂，从而带来严重后果。

这一根根血管，就像是握在命运之神手中的线头，命运之神靠着这些线头把人类玩弄于股掌之间。可能在你自以为春风得意的时候，它的手这么一抖，就将你的一切化为泡影。这还是可以查得出原因的，目前人类的很多疾病甚至根本查不出原因，病患"稀里糊涂"地就得病了，然后"稀里糊涂"地就没了。这些捏在命运之神手中的线头，让我们在茫茫未知之中，不得不接受命运的摆布。

握不住的流沙，抓不住的生命

早上交接班的时候，助产士玲玲一脸沮丧，被汗水浸湿的头发凌乱地贴在额头上——很明显，她又被折磨了一夜。而听她讲述之后才知道，她刚刚经历的这个夜班，岂止是折磨，简直就是一种摧残。

这是一位孕期不在我们医院产检，宫缩发动以后才临时过来的产妇。一直到玲玲上台接生，这位产妇都没表现出任何异常：生命体征平稳，没有孕期并发症，胎儿体重正常，骨盆评估正常，胎心监护正常，产程进展也正常。玲玲像平时一样，常规洗手穿衣，上台接生。其他的人也都在按部就班地忙着自己手里的活，记录、消毒、铺台——一切的一切，就像夏日西湖的湖面一样平静。

接着胎头娩出，然后是前肩、后肩、躯体——宝宝也顺利地生出来了。就在所有人都以为，这又是每年接生的上万个新生儿中平淡无奇的一个时，意外，就这么突然地出现了——

宝宝生出来后不哭！

"哎，怎么回事？小家伙怎么就是不哭啊？快叫新生儿科医生！"玲玲一边进行常规刺激，一边发出了警报。

新生儿科医生很快就赶到产房，这时候，旁边的助产士已经在给宝宝上氧了。新生儿科医生简单处理之后，情况毫无改观。

"本来还皱皱眉头，仿佛想哭哭不出来，然后就眼看着孩子开始一点儿一点儿地软下去了。"玲玲回忆说。

于是，新生儿科医生马上决定进行气管插管。但是，意外再次出现——气管插管插不进去！

气管插管，就是在患者无法进行自主呼吸的时候，医生把一根管子插进患者气管，另一头给予辅助通气，把空气打进肺里，这就相当于人为地开通一条呼吸的生命线。而插管插不进去，意味着宝宝将无法进行呼吸。

"总感觉气道中间有个东西卡在那里，插不进去。快，再帮我叫人！"新生儿科医生也呼叫救援了。

新生儿科医生的上级医生也赶过来，插管却仍然插不进去。但是大家都不甘心，一边加压通气维持，一边不断地尝试，然后不断地失败。最终，在大家一起努力了半天之后，还是没有抢救成功。

这个孩子来到这个世上，甚至都没有哭过一声，就匆匆地离开了。留下的，是一群医务人员疲惫而失落的身影。

"你知道吗？大家多么希望下一刻插管就插进去了，然后孩子就好起来了。但就是不行，不停地尝试，就是不行。眼睁睁地看着孩子就那么一点点地软下去，软下去，软下去……就没有了。一个孩子，就这么眼睁睁看着他没有了。你知道吗？那种感觉，就像是你用尽所有心血精心制作的一件瓷器，啪，摔在地上碎了，你却无能为力。你的所有付出，看不到一点点结果，消失得那么干脆。有一种突然间就被夺走全部的落空感。"到接班的时候，玲玲还没有从夜班的打击中走出来，说到激动处，她的额头上已经粘成一缕的头发也跟着颤抖起来，一滴汗水随即流了下来。她抿着嘴唇，挥手在脸上抹了一把。

我怀疑在那一刻，她是不是想到了自己的孩子。

"产妇什么反应？"

"出奇的平静。也许是因为看到我们抢救的整个过程，看到我们那么努力。我们告诉她结果的时候，她表现得出奇的平静。"

　　"也可能她早就知道了呢？"

　　"也许吧。平时产检不在我们医院，急诊来的，可能之前产检就知道有问题了。"

　　孩子的尸体解剖结果出来了，是气道梗阻。也就是恰好有东西在气管里堵住了气管插管的通路。新生儿的气管本来就很细，再有障碍物堵着，插管就根本无法插进。据病房里的医生说，这位产妇产检时曾经发现可能有异常，但是她仍抱有一丝希望，期待孩子出生后能发生奇迹。所以她特意跑到我们医院分娩，又不肯提前告诉医生，她怕如果提前说了，医生会因为孩子本来就有异常而不那么尽力去抢救了。因此，当她看到每个医务人员都拼尽全力努力了，也就安然接受了这个结果。

　　"唉，当时情况太紧急，而且没有一点儿准备，完全是遭遇战。其实，如果能多了解点病情，准备更充分的话，或许一开始就可以尝试切开气管，甚至直接做好手术准备，结果可能就不是这个样子了。早知道有梗阻，就不会尝试气管插管了，那样根本就是徒劳，就是浪费时间。"新生儿科医生说。

　　新生儿科医生的话，让我想到很多年前，一个妊娠合并系统性红斑狼疮的孕妇。她在狼疮还没得到理想控制的疾病活动期就怀孕了，医生建议她把孩子打掉，否则会有生命危险。她拒绝了，而且整个孕期都拒绝产前检查。她说担心检查的时候医生再建议她打胎，而且医生把病情告诉她，会增加她的心理压力。所以，直到病情严重到她无法忍受的时候，她才到我们医院就诊，希望我们可以救她，但最终，我们还是没能挽救得了她的生命。

其实，很多时候那些糟糕的结果都是可以避免的，但是医患之间的相互误解和沟通失灵，最终酿成了悲剧。如果患者可以相信医生，而不那么想当然地去揣测；如果医生可以在沟通的时候多解释几句，或许就是另外一个结果。只是事情一旦发生，我们就没办法再去假设。

关于医患间的沟通，就连很多医生都没有给予足够的重视。有人会觉得，医生就是负责提供专业意见的，至于患者的选择，就不是医生可以决定的了。医生固然不能决定患者的选择，但是医生可以尽可能地去影响患者的选择。

比如有人认为，治病的时候，医生负责开出药物处方就可以了，至于患者是不是最终遵医嘱服药，那就不是医生的事了。但事实上，医生的职责应该不仅包括开药，还包括尽可能地说服患者遵医嘱服药。因为医生的目的是治疗疾病，开处方只是治疗疾病的一个步骤而已，在治疗疾病的过程中，还有下一个重要步骤，那就是让患者服药。这需要医生付出努力去与患者沟通，对患者解释，从而说服他们接受自己的建议——虽然这样做确实很难，比简单地开出处方要难得多。

试想，如果我们上面提到的这位产妇能清楚地了解新生儿出生后可能的抢救措施，她是不是就可能会配合医生的治疗，而不是想当然地以为医生不会努力呢？虽然我们会遇到很多患者在就诊的时候存在一些根深蒂固的成见，他们已有的想法很难被改变，但是如果我们先入为主地以为患者就是"不可理喻"的，这和患者以为医生就是"不会努力"的又有什么区别呢？

信任和沟通是相互的，如果我们很难改变别人，那么可以先从改变自己开始。

"咱们走着瞧！"

再说个产房护士长讲的故事。

有一次护士长上接生班，也遇到了一个没有任何并发症的健康产妇。产前检查正常，产程进展也很顺利，胎心监护也一直正常——一直到她上台接生，都没有发现任何异常。但是，就在宝宝马上要出来的时候，突然发生了急剧的胎心减速。护士长不敢怠慢，赶紧做了侧切，以最快的速度把宝宝娩了出来。

新生儿出来时的场景可以用"恐怖"来形容——宝宝的口鼻里面全是鲜血！

"快，快，清理呼吸道！马上叫新生儿科准备抢救！"护士长当时不知道究竟发生了什么，不过这样血腥的场面告诉她，她碰上的肯定不是个"善茬"。

就在大家的注意力都在孩子身上时，接生台上的护士长发现，胎儿娩出之后，产妇正在不断地出血。虽然出血不是很急，量也不算太多，但这让护士长觉得有点儿不太对劲。

"不对，产妇在出血！快点儿开通静脉，叫医生！"护士长一边说着，一边一手按压宫底，一手尝试着剥离胎盘。

胎盘很快排出来了，真相也随即浮出水面——脐血管破裂！

我们知道，脐带连接在胎盘上，通常情况下脐带连接胎盘的插入点是在胎盘的中心位置。但是，在有些特殊情况下，脐带连接胎盘的插入位置也会跑偏。比如脐带在胎盘的边缘，就像是球拍一样，这种情况，被称为"球拍状胎盘"。球拍状胎盘只是脐带和胎盘相对位置的一种变异，对分娩没有什么影响。还有一种情况，脐带根本就没有直接连接到胎盘上，而仅仅是脐带上的几根血管通过薄薄的一层胎膜连到胎盘边缘，而脐带实际上是悬在胎盘外面的。因为胎盘就像是挂在脐带上的一面船帆，所以被称为"帆状胎盘"。帆状胎盘的情况分娩时就有一定的风险了。因为脐带血管外面只有一层胎膜的包裹，缺乏足够保护，所以一旦有什么外界影响，就可能发生血管破裂。比如脐带血管恰好在胎头的前方——我们称为前置血管——那血管就会随着胎膜的破裂而破裂，这就是非常危急的情况了。因为这里出的血都是胎儿的血。小婴儿和大人可不一样，我们大人出个百八十毫升的血没啥感觉，但是小婴儿这么小的体重，出血50毫升就会休克。而且，新生的生命更加脆弱，一旦发生休克，抢救难度更大。

这个产妇就是帆状胎盘，虽然不是前置血管，但是不知道什么原因，在胎儿临近娩出的时候，脐血管突然发生了破裂。因此，胎儿在生出来之前，不仅发生了出血，而且血液还进到了口腔鼻腔。幸好助产士及时结束了分娩，胎儿断脐之后也就止住了出血。虽然刚出生时评分偏低，但经过新生儿科医生的处理，宝宝最终还是转危为安。

"后来，我把脐带和胎盘拿给产妇看，向她解释了事情的经过，她才知道原来她险些失去她的孩子。"护士长说。

"不过，也不是所有的产妇和家属都是那么通情达理的。"护士长接着补充道。

那是一个足月胎膜早破的健康产妇，就像之前介绍过的那样，足月胎膜早破是即将临产的先兆，发生率在10%~20%。足月胎膜早破不必太过紧张，50%的产妇会在破膜后的12小时内自然临产，70%的产妇会在24小时内自然临产；如果没有临产，可以使用药物诱发宫缩引产。所以，在临产前破水，一般是不会影响顺产的。但是，由于很多人缺乏关于胎膜早破的医学常识，以为还没临产就破水，说明没法顺产了，所以有相当一部分产妇发生胎膜早破之后，会非常紧张地催促医生给她做剖宫产手术。

这位产妇就是这样的。

她是后半夜破水住进产房的，当时医生没有答应她手术，而是继续观察，静待产程发动。到了白班接班以后，她还是没有临产，于是医生决定使用催产素引产。这时候，产妇的丈夫就表现得非常激动，他认为破水以后已经在产房住了一夜都还没有临产，这是非常危险的事情，所以坚决要求马上剖宫产。但是因为没有任何剖宫产指征，医生还是拒绝了他的要求，给产妇本人做工作，好说歹说，产妇答应引产。结果临产之后，肚子一痛，产妇马上就"投降"了，再次要求剖宫产。医生还是继续劝说，产时的剧痛不是剖宫产指征，必要的时候可以打麻醉进行分娩镇痛。

看到医生是铁了心不肯给做剖宫产，产妇的丈夫甩下一句话："你们不肯给做手术，要是大人孩子有个好歹，咱们走着瞧！"

分娩方式的选择，是产科医患之间最容易产生分歧的地方。因为很多产妇和家属不了解剖宫产和阴道分娩各自的利弊和影响，凭自己道听途说和想当然就做了决定。而医生每做出一项医疗决策，都需要有充分的依据。虽然和阴道分娩相比，剖宫产手术耗费的时间更短，收费更高，但是在没有手术指征的时候，医生是不能做这样的建议的。当产妇和家属已经形成一些根深蒂固的观念时，就很容易和医生的建议产生矛盾。

　　试想一下，如果是你，在严格按照医学原则进行处理的情况下，但就是没法获得患者和家属的理解和信任，还被甩了这么一句话，内心的"酸爽"感暂且不提，巨大的心理压力是不是马上产生了。医学具有很大的不确定性，在产程进展中，谁也不知道下一刻会发生什么，就算是产妇再健康，产程进展再顺利，也不能保证最后胎儿肯定安全，大人肯定不会发生大出血。而这句"要是大人孩子有个好歹，咱们走着瞧"就像紧箍咒一样，会对医生的思考和决策产生影响。这时，很多医生可能会出于自保而选择更加保守的方案，这样的方案可能不是对患者最好的，而是对医生来说最安全的。

　　比如产妇的生产在短时间内进展不顺利，如果经过积极处理，依旧有可能成功顺产，但是医生因为心理压力，有可能会选择更加保守的剖宫产手术，产妇也就会因此而经历一次本可避免的手术。

　　不过，这位产妇的产程进展还是比较顺利的，羊水很清，胎心监护也一直正常。直到宫口开全，助产士马上就要上台接生了，突然发生了胎心减速。又是接生前胎心减速！当时护士长马上快速侧切，娩出胎儿，从出现胎心减速到胎儿娩出，一共只有8分钟。这一次，胎盘、脐带、羊水都没有任何异常，但新生儿出生之后1分钟的评分只有5分，哭声不好，肌张力也软；经过复苏之后，5分钟的评分是8分。大家都很奇怪，一切正常的产妇，8分钟的时间，怎么新生儿评分就这么低了？其实，这还不是最让医生困扰的事情。

因为分娩前产妇丈夫警告的事情，真的发生了！

由于出生评分较低，所以宝宝出生后被送到新生儿科病房继续观察，没有和产妇一起回到病房。于是，产妇的丈夫开始不断质疑医生的处理，认为医生不负责任——为什么不给做剖宫产？如果当初按照他们的要求做了手术，就不会有现在这些情况。他不知道，剖宫产手术造成新生儿湿肺的风险要明显大于阴道分娩，产后出血、感染的风险也明显增大，甚至发生羊水栓塞这种致命并发症的概率都要增高好多倍。但是这些在他看来都不重要。虽然医生已经不断地向他解释了这些情况，他也依然不能接受——因为那些风险都是看不到摸不着的，而现在新生儿被送去观察、没有回到家人身边是切切实实已经发生的事情，他不能接受。就好像因为通常二号公路都比一号公路更堵，你在这两条路之间选择了走一号公路，结果还是被堵在路上。这时候，你不会想如果选了二号公路恐怕会堵得更久，而是会想：早知道我就走二号公路了，那样的话，说不定现在已经到家了。

当眼下正在经历不幸时，现实的结果会被你不自主地夸大，直到冲垮你的理性思考。尤其是当你本来要走二号公路，而旁人出于理性分析建议你走一号公路时，这样的结果就更给了你理由去追究给你建议的那个人的责任。

这就是心理学上的"后见之明偏见"。

在经历过反复解释沟通之后，产妇的丈夫仍然认定是医生的不负责任造成了不良后果，要求医院赔偿。这时候，护士长说："我们已经做了该做的一切，如果你还这么认为的话，会让人心凉的，那就没人愿意做医生了。"

"我不管有没有人做医生，我的孩子这样了是你们造成的，你们就应该赔偿。"产妇的丈夫说。

由于沟通无效，医学会最终对这个病例进行了医疗鉴定，鉴定的结果是：医疗处理符合原则，和结局间不存在因果关系。也就是说，专业鉴定的结果是医生没有做错。

之后，产妇和她丈夫也就没有再继续纠缠下去——不是因为他们接受了鉴定结果，也不是因为他们自己想通了，而是因为，他们的宝宝恢复正常了。

上帝犯下的错

还记得第一章里提到的因胎膜早破引起宫内感染而流产的患者吗？在临床上，这种情况其实并不罕见。有统计显示，60%~70%的早产和晚期流产是因为产妇宫内感染。这样的一个比例告诉我们，如果出现了早产或者流产的症状，第一反应不该是保胎延长孕周，而应该是先排除感染。如果存在感染，那最明智的做法就应该是尽早终止妊娠。不过，就像前面说的那样，当事情没有发生在自己身上时，讲讲道理总是容易的，只有真正经历过的人，才能体会那种痛苦的决定。

曾经有一位产妇，她是36岁通过试管婴儿技术怀孕的，双胞胎，因为有少量阴道出血住院。患者年龄比较大，第一次怀孕，又是试管婴儿，双胞胎，孩子对她来说着实珍贵。我们也非常积极地一心想把孩子保下来。

无奈天不遂人愿，虽然已经预防性地使用过抗生素，孕妇到了25周的时候，还是出现了宫内感染。更严重的是，血培养已经呈阳性了，再继续妊娠下去，恐怕要危及孕妇的生命。

宫内感染通常是阴道或者宫颈上的细菌因为某些原因逆行到宫腔里造成的。细菌一方面透过胎膜侵犯胎儿，另一方面，随着感染的不断加剧，还可以通过子宫壁上的血窦进入母体血液。细菌入血，这在临床上被称为菌血症，很容易扩散到身体其他部位，造成更严重的全身性的感染。如果细菌在血液中不断繁殖，释放毒素，就会引发败血症，甚至引发感染性休克，从而危及生命。由于孕期女性的免疫力下降，所以一旦发生感染性休克，病情可能会更凶险。

于是我们劝她放弃，早一点引产终止妊娠。

经过反复劝说，孕妇终于同意放弃了。这时的她痛哭流涕，边哭边说："都是我不好，都是我的错，我对不起我的孩子！他们太可怜了，我对不起他们！"

　　我可以理解一个准妈妈对自己肚子里的孩子的感情，但是我得纠正她："再继续妊娠下去，你自己的命可能都要没了，所以现在你只能放弃。但是，这不是你的错，你一点儿错都没有，你也没有对不起你的孩子。不是说所有不好的结局都能归咎于一个犯错的人，没有人犯错也照样会有不好的结局。有生命结束了，不是说就一定有人犯错了。得了癌症或者其他绝症的人，他们做错什么了？他们没做错什么，但还是会得病，还是会死去。如果一定有谁做错了，那就怪老天爷或者上帝吧，是他们错了！"

　　这位孕妇最终接受了现实，顺利引产，感染情况也得到了控制，痊愈出院。有时候，我们不得不为最后的胜利付出一些代价。

　　当时我之所以说出人类的疾病和死亡是老天爷或者上帝犯的错这样的话，是因为在那之前几天做的一台剖宫产手术。因为产妇子宫畸形，我们担心分娩过程中宫缩受力不均会造成子宫破裂，所以给她做了剖宫产。

　　新生儿出来之后，护士检查发现宝宝右腿的膝盖位置不对劲——原来，小家伙的右侧膝盖长反了，膝盖骨长到了后面，而膝盖骨对应的那个腘窝长到了前面。除此之外，新生儿的外观没再发现有什么其他异常。

　　旁边的麻醉医生看到这个情形，不禁大呼："上帝犯错误了！它在造人的时候把腿给装反了！"

以前确实没有见到过这种情况，于是我们咨询了儿科的骨科医生。他们推测这种情况可能是因为宫腔畸形，使胎儿在宫内活动受限，而且长期压迫右侧膝盖，造成膝关节移位。这种情况可以在出生后尝试手法复位，估计可以恢复正常。我们赶紧把这个解释告诉产妇，希望她不会有太大的心理负担。

可能你会认为，孩子出现这样的关节移位，都是母亲宫腔的异常造成的。可是产妇也不想自己的子宫是畸形的啊，这真的是上帝犯的错！

都说"冤有头债有主"，很多时候我们不能接受"运气"这个解释，而是需要一个"前因后果"。所以当我们碰上不愿接受的结果时，总是会归因，认为是一定有人犯了错误，否则怎么会有这么差的结果？如果每个人都能做好自己的事，那么就能得到好的结果。相应地，病人遇到问题就会将问题归为两类：一类是像那位双胞胎孕妇一样，觉得是自己犯了错，进而自责；而更多的，则是像上一篇中提到的那位产妇家属一样，归因到医生身上——如果病人的病没有被治好，甚至死去了，那么就一定是医疗事故；如果发生了误诊，就一定是医生不负责任、玩忽职守。

但是，为什么有了不好的结果就一定是因为某个人犯了错误呢？人人都做好自己的事，就真的一定能得到理想的结果吗？如果是上帝犯错了呢？以人类的渺小，又怎么可能挽回上帝的过失？

有一种说法：各种活动都可以被归结为实力与运气共同作用的结果，只不过有些事情实力的成分更大，有些事情运气的成分更大。比如百米短跑，就是实力几乎占了 100% 的活动，而买彩票，则是运气占了 100% 的活动。如果在百米短跑和买彩票之间画一条直线的话，那么其他各种事情根据实力和运气占比的不同，就位于这条直线两边的不同位置。以目前的医学水平，我们只能让医疗这项活动尽可能地离实力一端更近些，可以尽可能贴近我们的掌控范围。但是，纵然医生掌握了各种医学专业知识，也没办法完全排除运气成分对医疗过程的影响。

想想前面提到的这一个个意外，恐怕只能用运气不好来解释。只不过把什么事情都推到运气的头上，实在是让人觉得沮丧；但是，再想想前面提到的，即使是医生本人或者医生的妻子生孩子，也照样难以逃脱运气对她们的戏弄。有些时候，你真的找不到原因究竟在哪；如果一定要归因到是谁犯错了，我想，应该是上帝犯错了。

管理学大师德鲁克曾经说："优秀的公司总是简单单调，没什么激动人心的事件。因为凡是可能发生的危机都早已被预见到，并已通过解决方案变成例行工作了。"可以说，目前社会上大多数行业都像管理学一样，在致力于通过一些规范化的作业流程来解决可以预见的问题，从而使可获得的利益最大化。医学也是如此。我们制定了很多诊疗规范和流程，建立科学的临床决策分析思路，目的也是使我们的诊疗结果尽可能地少出一些类似前面提到的意外。只可惜，我们面对的是疾病，而不是像德鲁克大师那样面对的是管理的问题。如果在管理上，通过把危机解决方案变成例行工作可以避免那些"激动人心的事件"，那么医学上的疾病，更多的是上帝犯的错，也就更容易让医生措手不及。

也正是因为这样，即使医生小心谨慎地尽自己最大努力，也难保证不会碰上上帝犯错。医生只要在从事医疗工作，就需要面对风险，这个风险就是医学的不确定性。关于不确定性，相信很多人都有感触。比如选股票的时候，就需要面临不确定性，只不过你可以根据自己的能力去选择承担多大的风险。如果你是风险厌恶型选手，大可以不买股票，而去选择更保险的投资方式。但是，医生恐怕就没有这么潇洒了。就好像那位胎膜早破的产妇，在阴道分娩和剖宫产都存在风险和不确定性的时候，医生必须根据现有的医学知识做出临床决策。所以，医学的风险除了不确定性，还在于面对这些不确定性时，医生无处可逃，必须给出他的判断。要知道，医学上的决定，带来的可不仅仅是投资成功或者失败这么简单的结果，它影响的可能是一个人的健康甚至是生命。

所以，在面对这些上帝犯的错误时，我们希望医患之间可以建立充分的互信，用人类彼此间相互的信任去尽可能地弥补和纠正这些上帝犯的错误。

TIPS ——/\/—

- 如果超过预产期一周还没有临产，那么可以通过医学干预的方法诱发宫缩，也不是就只能剖宫产。诱发宫缩的方法，大家最熟悉的就是挂催产针，也就是缩宫素引产。除了缩宫素之外，还有其他方法，比如普贝生引产。

- 原来新生儿颅内微小出血的发生率并不低，如果让每个新生儿都去做个颅脑核磁共振的话，就会发现颅内微小出血的病例多到超出想象，只不过他们中的大多数都没有临床症状，并且出生一段时间之后，颅内出血就自行吸收了。

- 人类颅内血管畸形的发病率也是比较高的。不过虽然血管有畸形，但并不妨碍对大脑的供血，所以只要没有什么特殊情况，畸形的血管没有破裂，也是没有任何表现的。

- 气管插管，就是在患者无法进行自主呼吸的时候，医生把一根管子插进患者气管，另一头给予辅助通气，把空气打进肺里，这就相当于人为地开通一条呼吸的生命线。

- 脐带连接在胎盘上，通常情况下脐带连接胎盘的插入点是在胎盘的中心位置。但是，在有些特殊情况下，脐带连接胎盘的插入位置也会跑偏。比如脐带在胎盘的边缘，就像是球拍一样，这种情况，被称为"球拍状胎盘"。球拍状胎盘只是脐带和胎盘相对位置的一种变异，对分娩没有什么影响。还有一种情况，脐带根本就没有直接连接到胎盘上，而仅仅是脐带上的几根血管通过薄薄的一层胎膜连到胎盘边缘，而脐带实际上是悬在胎盘外面的。因为胎盘就像是挂在脐带上的一面船帆，所以被称为"帆状胎盘"。帆状胎盘的情况在分娩时就有一定的风险了。因为脐带血管外面只有一层胎膜的包裹，缺乏足够保护，所以一旦有什么外界影响，就可能发生血管破裂。

医患关系之殇

急诊室医生在发现产妇脐带
脱垂之后，一只手放在产妇
阴道里面，上面盖上被子，
然后发了疯似的推着病床往
手术室跑。这种情况下，
时间就是生命，因为你不知
道下一分下一秒孩子还在不
在。

生孩子虽然是产妇一个人的经历，但牵动的却是一大家子人。虽然绝大多数家属的常态，就是宝宝出生之前焦急等待，见到宝宝之后激动万分；但在我们这个一年分娩量将近两万的妇产科医院里，因为有各色人等，也就难免会遇到些"异于常人"的表现。有些情节，甚至比肥皂剧还有想象力，让你真正见识到上帝这个"编剧"的功力。

本书的最后一章，在讲过产房里的惊心动魄之后，我也要说一说产房外面的"风景"。

是放弃孩子，也是拯救妈妈

我们医院算是省里最好的妇产科医院，所以来生孩子的人里，自然也少不了大小明星的身影。

有一次我正在做剖宫产手术，一个护士跑来说："原来××的太太也正在开刀啊，我在手术室门口看到他啦！"而××正是电视台某知名新闻节目主持人。

这时候，躺在手术台上的产妇说话了："呃，就是我啊。"

护士听了很兴奋，说："我经常看你老公主持的节目呢。"然后问我："术前你找他签字的吧，他都说什么了？"

"不好意思啊，我没怎么看过电视上的新闻节目，所以之前还真不知道。"我先向产妇解释了一下，然后回忆说，"具体好像也没说什么，就感觉沟通起来很顺畅，是特别能理解医生的那种家属。"

"我就说嘛，"护士接着说，"上次×××（电视台某综艺节目主持人）的太太也在我们医院生孩子，他就在产房外面等。这么大牌的主持人，那叫一个低调随和有礼貌。陪太太回到病房，没一会儿就被叫去录节目了，走的时候还向护士说'不好意思'，拜托我们照顾他太太。医生护士让家属配合做什么事，都是让干吗干吗，一点儿架子都没有，完了还给护士台送水果篮表示感谢。反正我当时的感受就是，要是他的太太再来生二胎，免费给她接生都乐意！"

虽然有些明星不乏负面新闻，大家也喜欢在明星的负面新闻里寻求快感和自我满足。不过，很多名人之所以能取得他们现在的成就，也是因为他们自身的修养。而那些做出让你瞠目结舌之事的人，往往是些普通人，只不过普通人做的事不容易让外人知道而已。

那天我值夜班，急诊来了一个孕周只有二十四五周的孕妇。她因为肚子痛到当地医院，那边看了说孩子没法保，所以马上转到我们这儿。到急诊室的时候，宫缩已经很紧了，而且宫口也开了，所以急诊室马上把她送到产房。

陪着过来的是一个中老年妇女，穿着打扮都挺朴素，边走边埋怨帮忙运送病人的护工："你们是怎么回事儿啊？我们来你们医院是来保胎的，你们干吗往产房里送啊？产房是生孩子的地方，我们这么小月份，来这里干吗？"

护工也已经不胜其烦了："跟你说过了，是医生要求送产房的，我得听医生的安排。你看，产房医生也来了，你问他们吧。"

"真需要保胎的话，产房里也能保啊。赶紧先把病人推进来我们查了再说，家属先到外面等一下吧。"我把患者接进产房。

孕妇很年轻，刚刚 20 岁，穿戴也很普通，因为一阵阵的腹痛已经出了一头的汗。入院检查过之后发现，这个患者体温升高，心率增快，已经到了每分钟 150~160 次，而且不仅仅是宫缩的时候有腹痛，没有宫缩的时候子宫上也有压痛。这是宫内感染合并感染性休克的表现，我们赶紧抽血化验，做血液的细菌培养，打开静脉通路，使用抗生素做抗感染治疗。

这已经不是第一次讲到宫内感染了，治疗宫内感染的最关键一步就是尽快终止妊娠。因为这个时候，子宫内的胎儿、羊水已经变成了感染源，要尽快排出去。所以，对于这个患者，我们的原则是绝不能保胎。

"你现在的情况我们考虑是宫内感染，就是子宫里面有细菌感染了。这种情况如果保胎的话，感染会加重，甚至会危及你的生命，所以不能保胎了。"我先向患者交代病情。

这个姑娘显然还太年轻，好像还没有足够的能力去处理这些信息，继而做出决定，她只是脸上充满恐惧和茫然地点了点头。

这时候我想到刚才送她进来时家属的表现，于是问她："你老公在外面吗？我也去向他解释一下。"

"我还没结婚呢。那是我男朋友，你可以跟他讲一下。"她怯懦地回答，声音很小。

我到产房门口找到了她的男朋友，一个20岁出头的精瘦小伙子，长长的头发遮着眼睛，穿一件紧身衬衫，领口上的两个纽扣松开着。虽然他可能想用这样的穿着来显示自己的成熟和不羁，不过，在我向他介绍完病情之后，他也只能皱着眉头，一边搓手，一边吸着气嘟囔："哎呀，怎么会这样？哎呀，怎么会这样？"

这时候，一个中年男人走过来问是怎么回事，小伙子告诉他，医生说不让保胎了。

"怎么能不保胎？我们到你们这儿就是来保胎的，如果你们不给保，我们就不在你们这儿住院了！"中年男人有点儿激动。

"这是哪位？"我问小伙子。

"这是我爸爸。"小伙子回答。

"那你女朋友的家里人在不在？我和他们讲。"

这时候，又有一个中年妇女走了过来，和之前送患者进来的不是同一个。她说："我是她妈妈，我们要保胎！"

既然是病人的妈妈，我得好好向她解释一下她女儿现在的处境。我相信，作为母亲，肯定更关心自己女儿的生命和健康。但让我意外的是，不管我讲什么，她都一直在坚持——我们要保胎。

说来说去就是解释不通，后来我也越说越急了："你的女儿保胎是保不了多久的，而且以她现在的情况，继续拖时间的话，她会死的！"

我故意用了"死"这个刺耳的字眼。我想，作为一个母亲，如果听到自己的女儿生命受到威胁了，肯定什么都不会在意了。但是，任凭我说了这样的狠话，那位母亲竟然还是坚持——我们要保胎！

这样的反应完全在我的意料之外，我没法理解一个母亲在自己女儿的生命受到威胁时，还要义无反顾地去冒风险。

"不行，我是不会给你女儿用任何保胎药物的，这是医疗原则，否则真的出了人命，我负不起那个责任。如果你们家里人态度这么坚决，那么我再去跟孕妇谈。"

"医生，你能让我进去和她说说话吗？"患者的妈妈问我。

我想，作为母亲，钻了牛角尖，可能是没有意识到自己女儿所处的险境，如果让她看看女儿现在的状态，可能就明白了。所以我同意了她的要求。

　　她进到产房，和女儿说了会儿话，然后就离开了。我过去问她现在的意见，她一脸漠然地回答说："你去问病人吧，听她的。"

　　她的回答亦让我觉得诧异——见到自己的女儿身体状况这么差，竟然也无动于衷，只是说听她的。

　　"这个当妈的脑子到底怎么了？"我一边这么想着，一边回到产房，对患者说："刚才我和你外面的家属都谈过了，你妈妈也进来和你沟通过了，她说都听你的。你现在怎么想？"

　　"我妈妈？刚才那不是我妈妈啊。"患者一脸的迷惑。

　　"啊？刚才她说她是你妈妈，我才让她进来和你说说话的啊。"

　　"不是，她是我男朋友的姑姑。我爸妈现在都不在。"

　　刚才我还在想，这个当妈的怎么这么狠心，这下我的疑惑都解开了。

　　当时我很生气，同时又很同情眼前这个姑娘。

　　"好吧，既然你的家人没有在外面，那么你就不用和他们商量了，自己给自己做决定吧。"我对患者说，"目前你的情况自己清楚了吗？"

　　"我清楚了。"

　　"那么你同意医生给你的建议吗？我们不要保胎了，现在就全力保全你的生命，怎么样？"

　　"好，我听医生的！"这次，我在她的脸上看到了一丝坚定。

产房之外有悲欢

产妇在产房里面生孩子，等在外面的自然是产妇的丈夫，也就是孩子他爸了。不过，也有例外。

比如曾经有个产妇的丈夫，在产妇出院前跑到产房来，说把病历上他的名字写错了，出生证办不出来，要我们给他改过来。病历中丈夫的名字被写错，比如写成某个形近字，以前确实也发生过，所以我们赶紧调出病历，准备修改。

我们仔细一看，门诊病历上的名字和住院病历上的名字是一样的，和住院病历上丈夫的签名也都对得上，但这三个名字都和再生育证明上的名字对不上。这就奇怪了。我们问来改名字的人："你是产妇的老公？"

"对啊，我是她老公。"

"你叫什么名字？"

"我叫张三。"——和病历上的名字是一样的。

"那这个李四是谁呢？"我们指着再生育证明上的名字问。

"呃，他没时间过来。我就是来替他改一下名字的，要不然没法办出生证。"

你替他改名字？你就是她老公，怎么还要替他改名字？这都哪跟哪啊。算了吧，你还是先把这些人的关系弄明白再来吧，反正我是给搞糊涂了。

还是玲玲有经验："八成是为了生二胎办的假证或者假结婚的吧。"

我们恍然大悟，这就都能解释得通了。

"其实这个还算是好理解的，"玲玲接着补充说，"我还碰上过一次，写病史的时候孕妇自己说的老公的名字、门诊病历和准生证上老公的名字、家属签字时老公签的名字，全都不一样！你们说说这是弄哪样啊！反正我是想不出什么原因能解释得了了。"

比起弄不清到底哪个是孩子他爸，还有另外的情况，就是知道孩子他爸是谁，但这个孩子他爸并没有和产妇结婚。

有个怀孕 26 周、双胎的孕妇，因为胎膜早破到我们医院。关于胎膜早破，前面已经提过多次了，有足月的，也有才 25 周的。通常来说，足月胎膜早破是临产前的一个信号，大部分孕妇在破水后的 24 小时内都会进入产程；而未足月的胎膜早破，尤其是远离足月（比如 20 多周或者 30 周前后）的，则预示着要早产了。所以，这种 26 周就已经破水的情况，早产是在所难免了。

由于孕周太小，胎儿的很多脏器都还不成熟，比如胎肺。早产儿生出来可以喘气，但是空气进到肺里之后，未成熟的肺泡因为缺乏一种必需的活性物质，根本没办法把空气里的氧气转运到血液里。这种极度早产儿，刚出生的时候可能会哭、会喘气，但如果不及时给予医疗处理的话，是没有办法独立存活的。这些医疗处理都是花销，比方说胎肺里必需的这种活性物质，早产儿自己没办法生成，就只能依靠外源性的给予，一支药就要好几千块，要一直用到小家伙可以自己生成为止。这还只是呼吸这一个方面，早产儿出生后各个脏器都不成熟，就都需要外源性的支持治疗。

所以，抢救一个极度早产儿是要花很多钱的。

但能用钱解决的问题，就都不是问题。

抢救极度早产儿需要砸钱，但不是说砸了钱就一定能抢救成功。很多时候，抢救的结果除了医生要全力以赴，还得看孩子的命，他得一关一关地闯：出生关、呼吸关、感染关、喂养关……每一关都有可能让之前的努力付诸东流。而且，就算是孩子命大，一关一关地闯过去，最后终于出院了，远期情况也还是很难说。越是情况严重的早产儿，越容易出现运动、认知等方面的发育障碍。

一个早产儿的出生、成长，需要从医生到家人长时间全方位的照护，需要更多的关爱和付出。

更何况现在这个产妇怀的还是双胎，难度、所费时间和精力又要再多一倍！

所以，这位孕妇急诊住院的当天，我们在积极保胎、应用药物促胎肺成熟的同时，也详细地告诉她极度早产儿将会面临的风险。

"如果孩子生出来，你要抢救吗？"告知过之后，我们征求孕妇的意见。

"什么？孩子生出来还能不抢救？"

"是这样的，因为孕周不到 28 周，即使你要放弃抢救，法律和国内现行的伦理也是允许的。"我们深知一个女性对自己孩子的感情，也了解这两条生命的意义，但是残酷的现实却要求必须有人牺牲——无论是抢救还是不抢救，都会有人做出巨大的牺牲。所以，我们希望她可以在理性评估过风险和收益之后，做出一个适合自己的决定，而不是迫于什么外界压力——虽然，这真的很难。

"我要抢救我的孩子，将来我要养他们。"

不过，奇怪的是，孕妇当天是一个人来急诊的；在之后保胎的四五天里，也只是偶尔有个把朋友来探望，她的丈夫一直没有出现。我们问起来，她也只是说老公没空过来。直到有一个自称是她弟弟的人对我们说出了真相：她没有结婚，孩子的爸爸是个已婚男人，有自己的两个孩子。

原来，这是一个传说中的"小三"。

了解这个信息之后，医生办公室里马上有了议论，大家脑补了各种狗血言情剧的剧情。有的人觉得她拆散他人家庭，生孩子不过就是想增加筹码；也有的人觉得她是受害者，可能是被那个男人骗了，又舍不得孩子……这些产科的"女汉子"们，只有在八卦各种家长里短的时候，才表现出她们的"女人味"。

不过，八卦归八卦，仅限于办公室里的议论并不会影响医生的处理。

可是，处理归处理，医生的努力并不总是可以阻止疾病的进展。

后来，她保胎跨过了 27 周，对于这种极度早产儿来说，在肚子里多待一周，出生后就会多一丝希望。就在大家认为她运气还算不错的时候，正规宫缩发动了。这是真正临产的宫缩，保胎是保不住了。

"宫缩已经正规，宫口也已经在开大，估计是保不住了。"我们把情况告诉了孕妇。

没过多久，她的弟弟来到病房，说孩子的爸爸就在外面，他的太太也在。

在征求过孕妇的意见之后，病区的医生向孩子的爸爸介绍了情况，然后又到病房里和孕妇进行了长谈。谈过之后，孕妇说，既然保不住，那就不保了，放弃抢救孩子。

孕妇的态度发生了 180 度的转变。这中间发生了些什么，我们不得而知，只知道男方答应给她 30 万元人民币。

但是，当被送进产房之后，孕妇的态度再次发生了转变——她又重新要求抢救新生儿。

这下，孕妇本人和她的授权人，也就是孩子的爸爸，意见相反了。我们让孩子的爸爸进到待产室，两个人重新商量。这一次商量的结果，是男方对着我们叹了一口气——孕妇坚持要抢救新生儿。

虽然这两个孩子，男女双方"都有份"，但是在孕妇和孩子爸爸的意见不同时，我们首先尊重孕妇本人的选择。所以，在宫口开全之后，新生儿科的医生就被叫到产房随时准备抢救。

很快两个男孩子生了出来，一个 1030 克，一个 1000 克，都哭声响亮。那副卖力的哭相，就像是在以一种恶作剧的心态宣告自己的到来。随后，就是气管插管、机械通气，全方位的治疗。

虽然出生时孕周还不到 28 周，但两个孩子对治疗的反应还是挺不错的。接下来，就是钱的问题了。

能用钱解决的问题，就都不是问题——问题是，没有钱！

本来孕妇以放弃抢救新生儿为代价得到 30 万元的谈判最终破裂了，现在抢救孩子正需要钱的时候，男方不打算出钱了。

"医生你放心，我会去筹钱的。"

孩子出生后第一天的晚上，病房里来了两位比丘尼，给孩子的住院账户上各打了 5 万块钱。然后她们告诉值班护士，拜托医生尽可能地抢救这两个小生命，她们会保证支付治疗费用。

英雄和罪人之间，只隔着一张手术台

这两位好心的比丘尼，让我想到几年前自己经历的一件事。

那也是一位健康的产妇，整个孕期检查都没发现什么问题，但是分娩过程一直进展不顺利，胎头下降得很慢。在前面《医生也是普通人，医生也要生孩子》一章讲到过，中骨盆是分娩过程中的一处暗礁，胎儿能否顺利通过，受到很多因素的影响。这位产妇最后宫口开全了，但是胎头还没有下来，就是卡在这处暗礁上。没办法，即使宫口已经开全，也只能去做剖宫产。

产妇宫口开全以后再做剖宫产，一方面由于胎头相对剖宫产的位置较低，另一方面因为医生的手要伸到产妇的阴道里去捞胎头，所以像产后出血、产褥期感染、宫颈裂伤等这些手术风险和并发症的发生率就要比择期剖宫产高一些。不过，当时这位产妇的手术过程还是比较顺利的，没有发生严重损伤，我也给她进行了宫腔内的冲洗消毒，以预防感染。但是，不是说预防了感染就不会发生。术后第二天，病人开始出现高热，同时畏寒寒战。我意识到，她可能发生了严重的产褥感染。后来血培养的报告证实了我的想法，有细菌进入了这位产妇的血液，释放了大量毒素，并且产妇还伴有感染性休克的表现，临床上这被称为脓毒血症。情况非常严重，患者也被送进 ICU 抢救。

这是我的手术病人，术后发生了这么严重的并发症，我的脑子里一直盘旋着三个字：为什么？

为什么会这样？我做了我该做的一切，为什么会这样？产褥期脓毒血症只是在教科书和文献中才会见到的东西，我以为这种小概率事件恐怕将成为历史。但在手术技术进步、抗生素运用发展到

一定程度的今天，它竟然发生在我的病人身上，为什么？我什么
地方出了问题？有什么地方做错了吗？如果有哪些地方可以改进的
话，是不是就可以避免？

尽管后来科室内部组织讨论，也认为我的处理过程符合原则，
但是我的心中还是难免有些内疚，毕竟这个病人是我经手治疗的。
一个健康的产妇，在我的手术之后因为感染被送进 ICU，作为一个
医生，我的心里很不是滋味。

不过，我要说的还不是这个产妇，而是她的家属。说起来，好
端端的一个产妇来医院生孩子，没生出来，改成开刀，多吃了一次
苦也就罢了，还来了一次严重感染，收到了病危通知，被送进重症
监护室。在有些人看来，这看诊的医生就算不是草菅人命，至少也
是医德败坏吧。但是我面对的这家人，表现出的却是对我的理解、
宽容和感谢。

因为有这么一个重症病人，我自然要忙许多，做各种检查、治
疗，和家属谈话。产妇的丈夫和妈妈一直表达对医生的理解，不停
地说"医生辛苦了"，"我们相信医生"。有次送产妇做检查回来，
进电梯的时候，她的丈夫又向我说："谢谢医生，这些天辛苦了。"
我真不知道该怎么对他的理解表示感激，只能对他说："我不辛苦，
是你们受苦了！"作为医生，宁可自己辛苦一点儿，也不想自己的
病人经受各种折磨。

我想，这家人能够如此宽容和理解医生，应该和他们家的宗教信仰有关。他们全家，除了产妇的丈夫之外，都信仰基督教。每天查房都可以看到产妇和她的妈妈虔诚地祷告，让人感觉到他们内心的温暖和强大。

以前我也遇到过几个信仰基督教的重症病人，他们也都表现出积极乐观的精神和对医生的理解尊重。上一个故事里，当大家都在纠结"小三"是不是道德，纠结男人是不是冷血，纠结她执意把孩子生下来是出于母爱还是为了进一步讹诈的时候，是两位比丘尼默默地承担下了孩子的治疗费用。

说起眼下国内的医患关系和医疗环境，伤医甚至杀医事件是无论如何也绕不开的。当你第一次听说医生被杀的时候，你的心里还会震惊，但是随着杀医事件频频发生，你的心也快麻木了。

但是，暴力就可以解决问题吗？

20世纪60年代，有人提出驾驶员系安全带反而不安全，认为驾驶员会过分依赖于安全带而在驾驶过程中疏忽大意甚至开快车。所以，最安全的方法应该是在方向盘前安装一把锥子，把锥子的尖端对准驾驶员的胸膛。这样，如果驾驶员急刹车，身体就会前倾，锥子尖端就会扎着他，那么驾驶员的注意力就会更集中，也不敢开快车了，如此也就安全了。

这种想法当然是错误的。因为提出这种观点的人忽视了一点，

　　那就是交通意外不一定都是驾驶员心不在焉造成的，也就是说，是否发生交通意外不是由驾驶员控制的。无论驾驶员有多谨慎，也可能会发生突发事件。比方说驾驶员只是为了躲避横穿马路的行人，或者突然有高空坠物，但只要他一急刹车，就会被锥子伤到。所以，在方向盘前安装锥子的"高压政策"，不是解决问题的好方法。

　　如果这个世界上还存在不确定性，行为的结果不是当事人能够控制的，那么实行太严厉的惩罚，就反而会适得其反。所以，对医生的暴力行为不过就是方向盘前的锥子，它不能解决问题，反而会使医生的胆子越来越小，越来越不敢去做稍微有一点儿风险但是能得到更大收益的事情，这对患者是不利的。

　　我们时常会自以为是，丧失了人类应有的敬畏心，打碎了各种心灵上的归属感，却不知道要用理性和爱去重建。但凡有一点儿对自然和神灵的敬畏之心，就知道会有人力不能及的地方；即使对医学一窍不通，也不至于极端狭隘地认为所有的疾病和死亡都是医生带来的。

　　要维持这个社会上人与人之间的合作，除了适度的惩罚，更需要信任、谅解和宽容。当我们的灵魂有了安置之处时，是不是可以更好地理解和互助？

　　最后再提一句我开头说的那个病人。我很感激他们全家对我的理解和宽容，这种感激在我心中化为些许愧疚，让我不愿意为她承受的痛苦找任何借口，而总想再多为他们做些什么作为补偿。因为毕竟我是个医生。对于医生来说，那种回天乏力的无助感是一种巨大的折磨。

而假设一下，假设这个病人和家属表现出的不是理解和宽容，而是大吵大闹，甚至对我进行袭击殴打，那么我的心中将会被愤怒填满——我没做错什么，凭什么要被人欺负？那世界就全乱套了。

关心则乱

分娩是女性一个非常特殊的时期，同时也是这个家庭的一个特殊时期。分娩虽然是产妇一个人的事，却牢牢牵动着一大家子人的心。产妇在产房里生孩子生得天昏地暗、筋疲力尽，产房外面家属的焦虑心境也同样山崩地裂、日月无光。很多做丈夫的见到自己的太太痛苦的样子，都恨不能自己亲自上阵，去代替她受这份罪，但也只能干着急。

有个产妇进了产房没多久，家属就要求见医生。这个时候，产妇的宫口开得还没有很大，这在临床上被称为潜伏期，就是产程进展比较慢的一段时期。在这段时期，宫口开大的速度和胎头下降的速度都比较慢，对于产妇来说，潜伏期持续十几个小时是常有的事。所以，我到产房门口向家属交代情况。

"医生我跟你讲，我们在来产房之前，就已经疼了很久了。现在还在疼。都已经生了这么久了，你们到底什么时候给做剖腹产手术？你们要是再不手术，我们不在你们这里生了！"产妇丈夫的情绪有点儿激动。

"我看过她之前的产程情况，真正临产的时间并没有很长。现在她的产程处于正常进展状态，还没有出现什么问题，而且胎儿目前也没什么问题，这种情况是不符合做剖宫产手术的条件的。我们不能因为肚子痛就去手术，剖宫产手术做完，麻药过去以后也是要痛的啊。"

"那我可要提醒你，我太太的血小板很低，你们要重视。"

"血小板很低？"我看过这位产妇的情况，并没有这个印象。

"你看你看，你作为医生对病人的情况都不了解，你让我怎么相信你？"

我以为自己漏掉了重要的病历信息，赶紧翻看检查报告。原来产妇的血小板计数是在正常范围内的下限，并不是血小板很低。

"你看，她的血小板是在正常范围内的，并没有很低啊。"

"正常最低就是100，她只有101，这还不算低吗？"

"检查结果都有个波动范围的，只要是在正常范围以内的，就不用担心，这是正常的。再说，就算是血小板低，也要视情况而定，剖宫产也不一定就是最佳选择。所以最好还是耐心等等吧。"

后来，产妇的产程进展一直很顺利，到宫口近开全的时候，胎膜自然破裂了，羊水2度混浊。我又到产房门口向她丈夫交代情况：

"现在产妇自然破膜了，羊水有点儿混浊。不过宝宝胎心一直是正常的，而且产妇骨盆条件不错，宫口也已经基本开全了。如果用力用得好的话，应该不用多久就能生好了。"

"羊水混浊是什么意思？是不是孩子有什么危险？"

"羊水混浊提示胎儿有可能缺氧，混浊程度越高，这种风险越大，不过这也不是绝对的。目前羊水没有特别混浊，而且胎心也都正常，还不能说就一定存在缺氧。如果短时间内可以结束分娩的话，应该问题不大。"

"短时间内结束分娩？都已经生了这么久了还没生好，要是短时间内还没出来那怎么办？不能早点儿去剖吗？"

"先不要总想着剖宫产，那怎么说也是个手术，手术本身也有风险。现在宫口基本都已经开全，就看她自己用力的情况了。就算一会儿出现问题，我们也有办法拉产钳，也不是只有做剖宫产手术一条路可走。"

"拉产钳？对孩子有影响吗？"

"你先不要担心这么多了，没准她生得顺利呢。先再耐心等一等吧。"

"我告诉你，我现在可是相信你，你们得给我保证孩子好！"

终于，孩子顺利生出。护士把孩子抱给家属看："现在宝宝已经生出来了，挺健康的。产妇正在缝合会阴，再观察两个小时，如果没问题就可以回病房了。"

"啊？你们给她侧切了？你们没有征求过我们的意见怎么就给她侧切了？"

"没有啊，她没有做侧切啊。再说，就算做侧切，这么紧急的事，哪有时间跑出来征求你们家属的意见啊。"

"那刚才你说在给她做缝合，没做侧切还缝合什么？"

"她就是轻度的会阴裂伤，生孩子总会有点儿裂伤的，没关系，缝好就好了。"

虽然这个丈夫对医生说信任医生，但是，你可以感觉得出来，他对医生并不信任。不过也并非所有家属都是这样的。

曾经有位经产妇，她走进产房时恰好被我看到：她的丈夫和她深深地拥抱在一起，然后微笑着向她举了下拳头："加油！"

作为一个经产妇，她的产程进展很顺利。但是到了宫口快开全的时候，突然出现了胎心减速。在产妇用力往下屏了几次气之后，胎心减速越来越厉害了，这提示胎儿可能出现缺氧，需要尽快结束分娩。而最快的方法，就是拉产钳。所以，我去产房门口找家属谈话。

在整个交代病情和介绍拉产钳风险的过程中，这位丈夫的话一直不多，只是默默地抿着嘴唇，边听边点头。最后，他在手术知情同意书上签下名字，对我说："拜托医生了！"

"好！我们肯定会尽力的！"我转身走进分娩室。

产钳拉完，我再次来到产房门口交代病情，发现这位丈夫还站在刚才的地方，还是刚才签完字时的姿势。在得知母子平安之后，他如释重负，整个身体像是松了一下，微微向我鞠了个躬，说："谢谢医生！"

旁边的一位护士告诉我，她每从待产室出来，都会看到这位丈夫站在那里，同样的姿势，同样的表情，就这么站着，像一座雕塑一样。

听了护士的话，我瞬间有一种责任重大的感觉。从拉产钳到缝合结束，要将近一个小时的时间。我看到了他送妻子进待产室时的拥抱和握拳加油，看到了他在拉产钳之前谈话时抿着的嘴唇，也看到了他听到"平安"时放松的神情。而在这一个小时里，他的内心经历了怎样的焦虑、无措和不安，使他像一座雕像一样一动不动地站在那里？

这更让我感受到那句"拜托医生"的分量。

分娩是女性最脆弱的时期，同时也是一个丈夫内心最煎熬的时期。很多丈夫恨不得自己撸袖子上，但是又帮不上一点儿忙。这是一种面对事情脱离自己掌控时的紧张和不安。后一个丈夫的紧张和不安，传递到医生这里，转化成了对医生的督促。而前一个丈夫的表现，其实也是内心紧张不安的一种反应，只是他传达出来的，是对医生的不信任。这确实不是一种理想的方式，因为这会让医生本能地进行自我保护。而医生的警惕状态，会让医生在做决策的时候变得保守，会为了自身安全而去选择对自己风险最小，却不一定对患者最佳的方案。

生死瞬间的风险计算

说到对医生的不信任，还有更极端的。

那天春哥来到产房，一脸的不高兴："气死我了！工作十几年了，还是头一次碰上这样的！"

抱着看热闹不嫌事大的心态，我自然要问一句怎么了。

"和患者家属谈话交代病情，他们竟然偷偷录音！"春哥气呼呼地说。

"重病人术前谈话吗？"

"哪里啊，就一个普通的胎膜早破。家属很紧张，问题很多，管床位的年轻医生招架不住了，让我去讲。说着说着，我发现他们竟然有人在用手机偷偷地录音。"

"偷偷录音算侵犯你的隐私吗？"

"什么隐私不隐私的，这个我不在乎。我们有情况告知的谈话记录，他们的问题我也统统都回答。他们偷偷录音不是他们想知道我回答的那些信息，而是要留下证据。这就是明摆着不相信我啊！"

"确实是有点儿过分了。后来呢？"

"我告诉他们，他们这种行为我很生气，心情不好，现在不想回答他们任何问题，等心情好了以后再和他们谈。所以我就来你们这儿了。"

"家属确实做得不够好，录音倒没啥，但是竟然让你发现了，工作太不到位了！"

"嗯，所以以后录音工作还要向专业化、细致化的方向发展。"

"那你打算一会儿回去再怎么和她的家属谈？"

"其实也没什么好谈的了。他们本来就不相信我，说多说少对他们来说其实没啥区别，我还有可能言多必失。所以就交代病情，一句也不多解释。"

春哥又聊了几句，然后重新回病房谈话去了。我想，患者家属偷偷录音的时候，可能并没有意识到自己对医生不信任，他们只是做了一个自我保护的行为，只是想万一有个什么三长两短，好留下点对自己有利的证据。他们也不想去触医生的霉头，只是在不经意间把这种不信任给流露出来了。想到这里，我猛然想起几天前自己经历的一件事。

那一天中午，一个孕妇因为肚子疼来到医院急诊室。到医院急诊室看医生之前，她去上了个厕所，结果就破水了。她跟医生说，除了有水流出来，她感觉阴道里好像还有个什么东西也跟着一起出来了。急诊医生一检查——是脐带！

"产房吗？快联系手术室，我这里有个孕妇脐带脱垂了，马上送过去！"检查的医生手都不敢从孕妇的阴道里拿出来，马上打电话通知我们。

脐带脱垂，顾名思义就是脐带从子宫里掉出来了。对孩子来说，这可是天大的事，因为脐带是胎儿唯一的生命线，脐带从子宫里掉出来，如果恰好被胎头和骨盆挤住，就相当于完全阻断了这条生命线，那么孩子很快就会没命。如果医生进行阴道检查的时候发现脐带脱垂，那么检查的那只手就不能拿出来了，而应该一直留在阴道里面上推胎头，尽量减轻胎儿对脐带的压迫，然后以最快的速度把孕妇送去手术室做剖宫产。一直到胎儿生出来，医生的手才可以拿出来。

所以，急诊室医生在发现产妇脐带脱垂之后，一只手放在产妇阴道里面，上面盖上被子，然后发了疯似的推着病床往手术室跑。这种情况下，时间就是生命。因为你不知道下一分下一秒孩子还在不在。

等到我们碰面的时候，急诊室医生已经是满头大汗："是脐带脱垂。幸好在医院里，一发生就马上发现了，刚刚在急诊室听还有胎心，赶紧手术！"

我们以最快的速度做好术前准备。在上台开刀之前，我得再听一次胎心，因为这次手术的目的就是救孩子，如果这个时候胎心已经没有了，那也就失去了手术的意义。从孕妇上次听胎心到做完术前准备虽然只过了不到10分钟，但是在这种每时每刻都有可能发生变化的情况下，我得确定现在这一刻孩子还是好的。

谢天谢地，在手术之前我也听到了胎心！

我特意把胎心仪的声音调大，对孕妇说："听到没有？这是胎心。"

孕妇可能没有听清我的话，没有回答我。

于是我放大声音对孕妇喊："现在胎心还是正常的，有没有听到？"

这次孕妇听清楚我的话了，怯怯地点了下头："听到了。"

手术开始，宝宝很快生出来了。虽然出生时有窒息表现，但是宝宝马上被交给新生儿科的同事进行了及时处理，情况稳定了下来。

手术做完之后，我们都沉浸在抢救成功的亢奋之中：有的在说孕妇运气好，幸好是在医院里出现了脐带脱垂的情况；有的在说我们这次处理的应急时间是不是足够短；有的在说一路陪孕妇从急诊室到手术做完的急诊室医生实在是辛苦……在高度紧张之后，我们开始享受那种抢救成功的满足感。

直到刚才，春哥跑到产房说他被患者家属偷偷录音，我才突然意识到，在这次抢救中我的一个举动，看上去好像并不起眼，但其实传递着一个可怕的信息。

我调大胎心仪的声音，然后向孕妇确认是不是听到了胎心。

我的这个举动是什么意思呢？

因为这是一个临时来的孕妇，从急诊室转过来到上手术台只有不到 10 分钟时间。我没有和她沟通，也完全不知道她和她的家人是什么样的人，如果术后孩子抢救失败，她会不会怪我，说孩子本来就已经没了，为什么还要给她手术？所以那一刻，我听到了胎心，还"多此一举"地让孕妇也听一下宝宝的胎心。

虽然当时我一点儿都没觉得有什么不妥，但就在刚才重新回味这件事的时候，我想起她在被我询问时不知所措的样子，就像是犯了什么大错。但实际上我的这个举动没有给她带来什么好处，而只是我的一种自我保护。

我想我是不是做得太过了。

我的这个举动传递了一个可怕的信息，它的可怕之处，不在于医生也变得不再信任患者，而是医生对患者的不信任及自我保护已经到了如此自然而然的程度——这已经变成了一种习惯！没有人觉得我的这个举动有什么不妥，大家都认为这是理所应当的。

因为目前社会上尖锐的医患矛盾，医生在工作中考虑更多的，可能不是患者的最佳治疗方案，而是首先条件反射地进行自我保护。当患者因为个别医生的不端行为而把怨气撒向整个医生群体时，医生也在因为个别患者的极端行为而把不信任扩散到整个患者群体。所以，医生在考虑诊疗方案的时候，可能更倾向于采用对自己来说风险最小，而不一定使患者获益最大的方案。于是医生变得越来越保守。就好像协同作战时，两支友军不是毫无保留地商讨对敌方案，而是先钩心斗角地想对方会不会害我，先各自保存实力，那么这场战斗还可以赢得很顺利吗？

人与人之间的相互信任说起来容易，真正做到却很难。病人不信任医生，他们有错吗？当你仅仅因为对方是一个医生，就要把自己的健康和生命交付给这样一个陌生人时，你愿意为此付出多大的信任？而作为一个医生，又有多大的动力愿意为了眼前的一个陌生人而去承担风险呢？当然，如果我是患者，我不会在和医生谈话的时候偷偷录音，这或许看上去有些过分；但是，我作为医生，却会特意询问病人是不是听到了胎心。

这似乎就是人性，当我自己身处其中的时候，可能也难以避免。

只是，如果我们真的失去了人与人之间最基本的信任，生活会变得很累，我们也都要为这失去的最基本的信任付出更多的额外成本。

医患关系可以说是社会一大热门话题了，有时候说着说着，就会往法律约束或者制度改革上靠。法律和制度方面固然存在很多需要改善的地方，不过，看看这一章中列举的这些事吧。如果我们的社会缺乏一种宽容、理解和爱的土壤，如果我们的社会仅仅是一块信仰的荒漠，我们又凭什么去期待人与人之间的互信呢？又凭什么去构建一套美好的制度体系呢？

写到这里，本书也要完结了。可以说，这不是一个光明的结尾，我只是希望它可以引起你更多的思考。希望10年或者20年之后，我还可以再写一次"产房外的风景"，在那里，我们可以看到一幅更加美好的画面。

TIPS ⟶∿⟶

● 早产儿生出来可以喘气，但是空气进到肺里之后，未成熟的肺泡因为缺乏一种必需的活性物质，根本没办法把空气里的氧气转运到血液里。这种极度早产儿，刚出生的时候可能会哭、会喘气，但如果不及时给予医疗处理的话，是没有办法独立存活的。

● 产妇宫口开全以后再做剖宫产，一方面由于胎头相对剖宫产的位置较低，另一方面因为医生的手要伸到产妇的阴道里去捞胎头，所以像产后出血、产褥期感染、宫颈裂伤等这些手术风险和并发症的发生率就要比择期剖宫产高一些。

● 脐带脱垂，顾名思义就是脐带从子宫里掉出来了。对孩子来说，这可是天大的事，因为脐带是胎儿唯一的生命线，脐带从子宫里掉出来，如果恰好被胎头和骨盆挤住，就相当于完全阻断了这条生命线，那么孩子很快就会没命。如果医生进行阴道检查的时候发现脐带脱垂，那么检查的那只手就不能拿出来了，而应该一直留在阴道里面上推胎头，尽量减轻胎头对脐带的压迫，然后以最快的速度把孕妇送去手术室做剖宫产。一直到胎儿生出来，医生的手才可以拿出来。